Una guía esencial para la escoliosis y un embarazo saludable

Mes a mes, todo lo que necesita saber sobre el cuidado de su espina dorsal y su bebé.

Por el Dr. Kevin Lau D.C.
Prólogo del Dr. Siddhant Kapoor M.D.

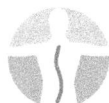

LA SALUD EN
SUS MANOS

ΛＣΛ Asociación Americana de Quiropráctica

LA ASOCIACIÓN AMERICANA DE QUIROPRÁCTICA SE COMPLACE EN OTORGAR ESTE CERTIFICADO DE AFILIACIÓN A

Kevin Lau, D.C.

CERTIFICANDO, POR LA PRESENTE, QUE ESTE MÉDICO QUIROPRÁCTICO ES MIEMBRO DE LA ASOCIACIÓN AMERICANA DE QUIROPRÁCTICA, QUE APOYA LOS DERECHOS Y LA FINANCIACIÓN DEL TRATAMIENTO DE PACIENTES, Y QUE SE HA COPROMETIDO A ACATAR LOS PRINCIPIOS DEL CÓDIGO ÉTICO DE LA ACA, BASADO EN EL PRINCIPIO FUNDAMENTAL DE QUE EL OBJETIVO PRIMORDIAL DE LOS SERVICIOS PROFESIONALES DE UN QUIROPRÁCTICO DEBERÁ SER BENEFICIAR AL PACIENTE.

Keith S. Overland, DC
President

April 17, 2012
Date

EL PROPÓSITO DE LA ACA
Proporcionar liderazgo en la atención médica así como una visión positiva de la profesión quiropráctica y su enfoque natural respecto a la salud y el bienestar

LA MISIÓN DE LA ACA
Preservar, proteger, mejorar y promover la profesión quiropráctica y los servicios de los Médicos Quiroprácticos para el beneficio de los pacientes a los que atienden

LA VISIÓN DE LA ACA
Transformar la asistencia sanitaria desde un enfoque centrado en la enfermedad a un enfoque centrado en el bienestar

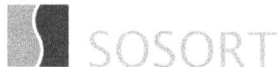

ＳＯＳＯＲＴ

SOCIEDAD INTERNACIONAL DE ORTOPEDIA Y TRATAMIENTO DE REHABILITACIÓN DE LA ESCOLIOSIS

En reconocimiento a su contribución al cuidado
y al tratamiento conservador de la escoliosis.

Kevin LAU, DC,
Singapur

Se declara por la presente
Miembro Asociado de SOSORT en 2012

Stefano Negrini, MD,
Italia, Presidente

Patrick Knott, PhD, PA-C,
Secretario General

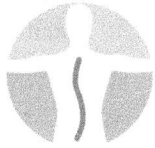

LA SALUD EN SUS MANOS

Una guía esencial para
la escoliosis y un embarazo saludable

Sobre el Dr. Kevin Lau

El Dr. Kevin Lau es el fundador de Salud en sus Manos, una serie de herramientas para la prevención y tratamiento de la escoliosis. El programa incluye su libro, Su Plan para la Prevención y Tratamiento Natural de la Escoliosis (disponible en inglés, español, chino, japonés, coreano, italiano, francés y alemán), un manual de ejercicios para la prevención y corrección de la escoliosis en DVD, y la nueva aplicación móvil ScolioTrack para iPhone, iPad y dispositivos Android.

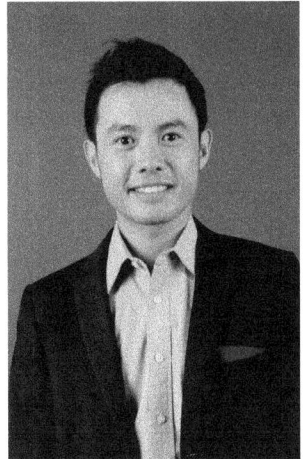

El Dr. Kevin Lau es doctor de Quiropráctica graduado de la Universidad RMIT en Melbourne, Australia y con una maestría en Nutrición Holística. El Dr. Kevin Lau es miembro de la Sociedad Internacional de Tratamiento de Rehabilitación y Ortopedia sobre la Escoliosis (SOSORT), la sociedad internacional líder de tratamiento conservativo de deformidades en la médula espinal y la Asociación Quiropráctica de América (ACA), la asociación profesional más grande de los Estados Unidos.

Fue el primero en Singapur en proporcionar un tratamiento no quirúrgico para la escoliosis en el 2005 mediante el estudio del método Schroth de ejercicios, y más tarde trabajando en una clínica que implementaba los métodos del Instituto Clear. Durante este tiempo ha estado dedicado al desarrollo, práctica y enseñanza sobre las soluciones no quirúrgicas para la escoliosis. Ha escrito 3 tesis, "El rol del calcio y la vitamina D en la prevención de densitometría ósea baja y escoliosis idiopática en adolecentes (AIS) en mujeres prepuberales." Con su investigación sobre las enfermedades de la columna vertebral, es el autor de "Su Plan para el Tratamiento y Prevención Natural de la Escoliosis", que ha sido traducido al chino, japonés, español, francés y alemán. El Dr. Lau combina la educación universitaria y una vida en la práctica de la medicina preventiva y natural, con el fin de proporcionar un enfoque único sobre el cuidado de la salud.

Ha convertido su objetivo en una forma de vida, el explorar y compartir las verdades sobre la nutrición, enfermedades y curación, así como educar pacientes de todas partes del mundo. Es el ganador del Galardón al Mejor Proveedor de Cuidado de la Salud otorgado por el Straits Time, el periódico líder en Singapur y destacado en TV, en el canal PrimeTime de Noticias de Asia.

Para saber más sobre el Dr. Kevin Lau, por favor visite su página web, www.HIYH.info.

Comuníquese con él a través de Facebook, Twitter, Google+ o blog. ¡Estará encantado de escucharle!

www.facebook.com/escoliosis
www.youtube.com/user/drkevinlau
www.drkevinlau.blogspot.com

Dr. Kevin Lau's Misión

"Inspirar nuevas soluciones innovadoras y promover estrategias que creen independencia de salud para los pacientes de escoliosis."

Prólogo

En la era de la información actual, Internet puede ser un recurso confuso y poco fiable para aquellos que buscan respuestas a una enfermedad única. Puede ser incluso un reto moverse a través de toda esta información y determinar qué es fidedigno o clínicamente fiable. La lectura de este libro le proporcionará muchas de las respuestas buscadas en relación a dos de los aspectos más importantes del embarazo en la escoliosis – la nutrición y el ejercicio.

Me siento halagado de haber recibido la oportunidad de preparar el prólogo para un libro tan importante. El esfuerzo del Dr. Kevin Lau para elaborar un libro sobre el embarazo y la escoliosis es una empresa encomiable, dado que el tópico desconcierta a muchas personas. ¿Quién podría ser mejor para compartir su conocimiento experto y su habilidad para entender las complejidades del embarazo con escoliosis que un quiropráctico experimentado? El Dr. Kevin Lau es doctor licenciado de Quiropráctica de la Universidad RMIT, Melbourne (Australia) y posee una maestría en Nutrición Holística. Además es miembro de la Sociedad Internacional para el Tratamiento de Rehabilitación y Ortopedia de la Escoliosis (SOSORT).

Esta es una maravillosa fuente de información para pacientes con escoliosis, que desean disfrutar de su embarazo, mientras cuidan a su bebé de la manera más saludable posible. Recomiendo este libro para cualquiera que quiera entender cómo la escoliosis puede afectar su embarazo y qué pasos deben realizarse para salvaguardar su salud.

Dr. Siddhant Kapoor, M.B.B.S, D.N.B.
Cirujano Ortopédico

Dr. Kevin Lau
302 Orchard Road #10-02A
Tong Building (Rolex Centre),
Singapur 238862.
clinic@hiyh.info

Para más información sobre el DVD de ejercicios, el Audiobook y la aplicación ScolioTrack para iPhone, Android o iPad visite:

www.HIYH.info
www.ScolioTrack.com

Impreso en Estados Unidos de América

ISBN: 9789811157431

Descargo de responsabilidad

La información contendida en este libro es para propósitos educativos únicamente. No tiene la intención de ser usada para diagnosticar o tratar cualquier enfermedad, y no es un substituto o una prescripción para un consejo médico apropiado, intervención o tratamiento. Cualquier consecuencia resultante de la aplicación de esta información será responsabilidad única del lector. Ni los autores, ni los editores, serán responsables por cualquier daño causado por la aplicación de la información de este libro. Las personas individuales con una condición de salud sospechosa o conocida son animadas a buscar consejo de un profesional de la salud licenciado antes de implementar cualquier protocolo de este libro.

Este libro está dedicado a mi familia y pacientes, cuyo amor, apoyo e inspiración me ayudaron a tener un mejor entendimiento del funcionamiento de la espina dorsal y una salud óptima.

Agradecimientos

MicroArts (Diseñador gráfico, Pakistán) — por el diseño del libro completo y varias entradas que hicieron más fácil la lectura del libro y por la dirección artística.

Nemanja Stankovic (Ilustrador, Serbia) — quien realizó las sorprendentes ilustraciones en el libro, así como también la hermosa cubierta.

Dr. Siddhant Kapoor (Editor, Doctor ortopédico) — por su perseverante compromiso con la calidad y por mantenerme al corriente con lo último de la investigación médica.

Bebe Battsetseg (Modelo, Mongolia) — quién aprendió y demostró todos los ejercicios en el libro a la perfección.

Jericho Soh Chee Loon (Fotógrafo, Singapur) — por todas las fotos tomadas de manera profesional.

Javier Zamudio (Traductor, Colombia) — por el esfuerzo incomparable usado en la traducción de este libro para los países hispanohablantes.

Marta Santacana (Edición, España) — Por su gran compromiso con la calidad y su constante atención a los detalles.

Tabla de contenido

Embarazo y escoliosis

S i tiene la curiosidad suficiente para leer este libro, entonces asumo que ya es consciente de qué es la escoliosis y está preocupada sobre sus efectos en el embarazo. Aunque puede que haya reunido mucha información sobre la escoliosis, el tema está aún en investigación y bajo consideración entre los profesionales de la salud.

Esto se debe principalmente al hecho de que los investigadores no han logrado todavía establecer con éxito las razones y factores que causan la escoliosis. La mayoría de médicos convencionales afirman, además, que no existe cura para la escoliosis y que el único tratamiento son los corsés correctores o la cirugía.

Por otro lado, hay médicos que piensan que la corrección quirúrgica de la escoliosis es meramente un tratamiento sintomático para corregir la curva. Existen casos en la literatura en los que los síntomas y deformidades debidas a la escoliosis han vuelto a su curva original en menos de cinco años después de la cirugía.

Existen varias teorías, aún en discusión, relacionadas con los factores que causan la escoliosis. Aunque no existe unanimidad de acuerdo a la causa y tratamiento específico, existen datos empíricos que demuestran que una buena dieta holística con ejercicios específicos y una vida saludable puede ayudar a los pacientes de escoliosis a tener una vida feliz y tranquila.

El embarazo es un momento duro para todas las mujeres, sin importar que tengan escoliosis o no. Aunque existe un gran número de síntomas que comienzan desde el primer trimestre hasta el momento del parto, no hay manera de conocer los síntomas específicos que se manifestarán en su embarazo. Mientras que algunas mujeres sufren de náuseas durante los primeros meses del embarazo, otras no se sienten mal. Y algunas pueden experimentar reflujo ácido durante los nueve meses de embarazo.

Pese a que no existen patrones sobre el tipo de embarazo que experimentará, hay algunas directrices que pueden ayudarle a que sea una experiencia maravillosa. Dado que llevará una carga extra en su interior durante el último trimestre, la cantidad de peso y presión que pondrá en su espina dorsal es inmensa. Incluso a las madres que no tienen escoliosis se les aconseja no cargar objetos pesados o hacer ejercicio que pueda dañar la espina dorsal para toda la vida.

Las madres embarazadas con escoliosis necesitan conocer algunos aspectos específicos, dado que además de tener que cuidar de los asuntos relacionados con el embarazo, necesitan tener un cuidado extra con la escoliosis. Cuando las madres embarazadas con escoliosis son conscientes de las complicaciones que su enfermedad puede causar, pueden prepararse para prevenir que la situación empeore.

Será un gran alivio para usted saber que sufrir de escoliosis durante el embarazo no descarta un parto normal, ni significa que no vaya a tener un bebé sano. Incluso, no siempre conlleva complicaciones durante el embarazo. Tenga paciencia y lea cuanto pueda para conocer lo que necesita con el fin de asegurar que su espalda curvada no altere su embarazo.

CAPÍTULO 1
¿Qué es escoliosis?

El conocimiento completo sobre la escoliosis le ayudará a comprender su situación de la mejor manera posible. Esta es la razón por la que es importante que entienda todos los aspectos de la escoliosis, de tal manera que pueda combatirla de una manera consciente e informada. No siempre será práctico levantar el teléfono y hablar con su médico o puede que no sea posible visitar a su doctor cada vez que necesite responder a una consulta. Las preguntas sobre su embarazo y los efectos que la escoliosis tiene puede ser algo que aparezca en su mente en cada etapa del embarazo.

Es posible que tenga síntomas específicos en cada etapa del embarazo que le haga preguntarse si son causados por la escoliosis. El dolor de espalda puede ser una parte normal del embarazo o puede ser causado por la escoliosis. Puede sentir curiosidad por saber si el reflujo ácido que está experimentando es parte del proceso de embarazo y si puede cambiar algo en su dieta para evitarlo. Para responder muchas de estas preguntas por su cuenta y estar segura, necesita entender lo que es la escoliosis, los síntomas que pueden aparecer durante cada etapa del embarazo, la manera en la cual cada uno de estos síntomas puede agravarse durante el embarazo, los factores que causan la condición y la forma en que puede afectar a su bebé.

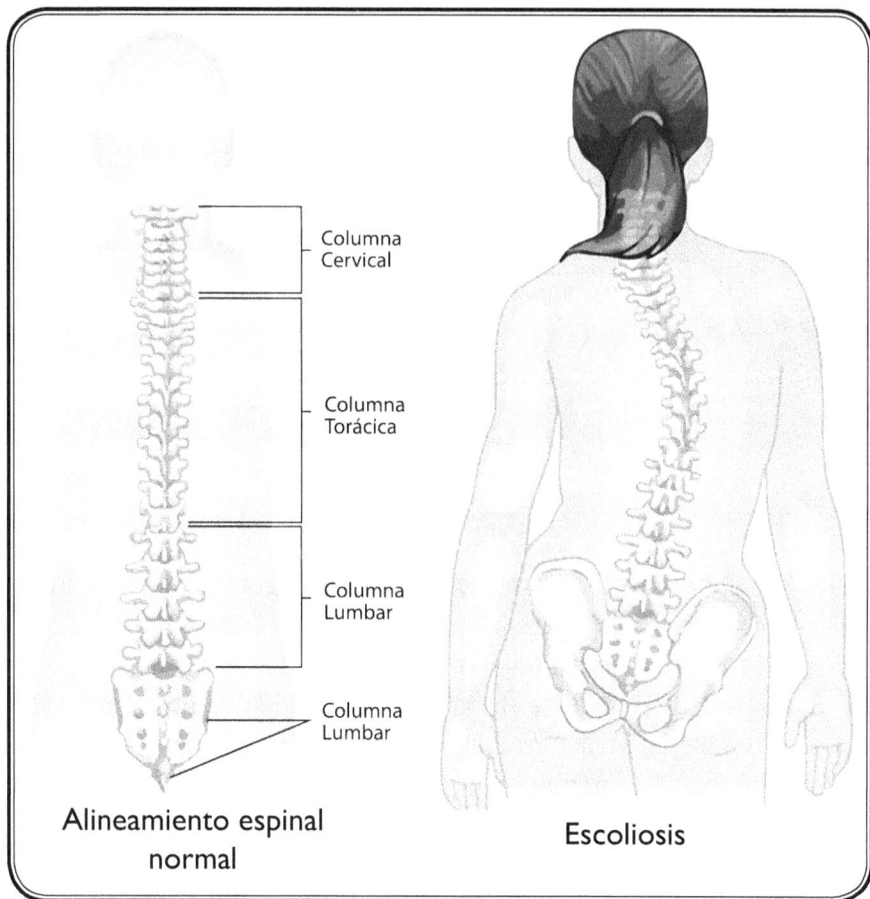

Columna Cervical	
Columna Torácica	
Columna Lumbar	
Columna Lumbar	

Alineamiento espinal normal

Escoliosis

Es también importante revisar todas las opciones posibles de tratamiento para la escoliosis que estén disponibles, y entender el hecho de que no está sola. Existen muchas mujeres embarazadas con escoliosis. La escoliosis progresa en un rango mayor en mujeres que en hombres, pero un gran número de estas mujeres son capaces de tener un parto normal.

Ya hemos alimentado lo bastante su curiosidad, así que empecemos nuestra educación sobre varios aspectos de la escoliosis.

La escoliosis es una condición médica que afecta aproximadamente a 3-5 de cada 1000 personas en todo el mundo y afecta a más de 7 millones de personas en Estados Unidos. La parte irónica es que existe un enorme número de personas que sufren de esta afección sin que haya sido detectada. Esto se debe a que muchos doctores se pueden olvidar de los síntomas suaves de la escoliosis. Algunas veces son detectados, pero ignorados, porque la persona es demasiado mayor para tratamientos invasivos, que podrían ser arriesgados.

Dado que no existe un acuerdo unánime de los factores que causan esta dolencia, o un tratamiento que pueda curar a aquellos que tienen síntomas suaves de escoliosis, la mayoría de doctores elijen no mencionarlo a los pacientes. Más adelante en este libro aprenderá cómo pedir ayuda a un amigo o revisarse en casa en caso de que tenga alguna preocupación y si debería visitar a un doctor para confirmar la posibilidad de tener escoliosis.

La escoliosis tiene un origen griego a partir de la palabra 'skolios' que significa encorvado. Esto se debe a que la escoliosis es una alteración en la cual la espina dorsal está curvada de manera anormal. Cuando mira una espina dorsal normal desde la parte posterior, esta aparece recta. La vista frontal de la espina deberá estar en línea recta en las personas que no padecen escoliosis. En aquellos que la padecen, la espina dorsal es curvada. El lugar donde aparece la curva puede variar entre las personas. En algunos casos hay una única curva, mientras que en otros hay múltiples curvas en diferentes ubicaciones a lo largo de la espina dorsal. En la mayor parte de los casos, la forma de la columna puede aparecer en 'S' o en 'C'.

En la mayoría de las personas, la escoliosis aparece entre los 10 y 15 años de edad. La mayoría de los casos diagnosticados pertenecen a ese grupo de edad. La enfermedad tiene una incidencia mayor entre las mujeres y el ratio de afección entre mujeres y hombres es de 3.6 a 1. Las mujeres deben cuidar más de su escoliosis, porque se espera que la afección se incremente de manera progresiva con mayor rapidez. El ratio entre mujeres y hombres, con una curva mayor de 30 grados es incluso más sesgado, siendo de 10 a 1. Como mujer, tiene además ocho veces más probabilidades de desarrollar curvas que requieren atención inmediata.

Si se le ha diagnosticado escoliosis, entonces es posible que ya esté tomando algún tipo de tratamiento. Asegúrese de estar siguiendo el que es mejor para usted y su bebé en el momento del embarazo, con el fin de evitar cualquier tipo de medicamento, terapia física o cirugía que pueda empeorar las cosas.

Es cierto, además, que muchos casos de escoliosis (aproximadamente, cuatro de cinco) tiene una curva en la columna menor de 20 grados. Este tipo de curva no se detecta en un examen rutinario, por lo que puede pasarse por alto en muchos casos. No es, además, lo suficientemente visible al estar de pie, caminando o sentada. Si ha alcanzado una madurez ósea, entonces no necesita tratar esas curvaturas menores.

Sin embargo, cuando está embarazada, incluso pequeñas curvas de hasta 20 grados pueden provocar problemas. Si tiene dudas acerca de su columna y sospecha que puede tener escoliosis, debe tener una revisión y diagnóstico, de tal manera que pueda tomar las precauciones requeridas para hacer el viaje de su bebé más fácil. Existen ejercicios para hacer los nueve meses más soportables. Existe, además, una dieta adecuada para la escoliosis (explicada en el capítulo 11) que asegura la obtención de todos los nutrientes que pueden ayudar a su columna y a un bebé feliz y saludable

Si su escoliosis fue diagnosticada cuando era joven, es importante que la revise con regularidad, ya que es poco probable que hubiera alcanzado la madurez ósea a esa edad, y seguramente la curva ha aumentado desde entonces.

Algunas veces se confunde la escoliosis con la cifosis, que es una curva anormal de la espina dorsal, que puede ser vista desde el lado. Esto significa que cuando ve la columna desde la parte frontal parece estar normal, dado que la curva no está visible desde este ángulo La espina dorsal se puede doblar hacia adelante en una manera anormal, dando a la persona una postura jorobada. El énfasis está en la palabra anormal, porque la columna se dobla y se curva de manera natural desde el frente hacia atrás en la mitad de la columna llamada espina torácica.

Otra enfermedad que se confunde con la escoliosis es la lordosis, ya que son enfermedades similares y están relacionadas con la curvatura de la espina dorsal. Del mismo modo que la cifosis, la curva en la lordosis puede sólo ser vista desde el lado. Si mira la radiografía de la columna desde el frente o la parte posterior, ésta aparecerá como una línea recta. La curva anormal sólo puede ser vista desde el lado y la espina dorsal parece estar doblada hacia atrás de manera anormal. Aquí de nuevo la curva normal hacia atrás de la espina que es vista en el área espinal superior, la cual es llamada cervical, o el área espinal inferior, llamado lumbar, no debe ser confundido con lordosis.

Si tiene escoliosis y le preocupa su tratamiento, necesita tranquilizarse. El hecho de que esté leyendo este libro significa que tiene una actitud positiva en relación a su escoliosis; y que siente curiosidad por saber más sobre varios tratamientos y opciones de terapia que existen.

La escoliosis se trata habitualmente mediante varias opciones, como terapias de ejercicio, corsés y cirugía. Algunos médicos holísticos, además, se aseguran de que sus pacientes consuman una dieta saludable, que puede ayudar a que la espina dorsal se desarrolle normalmente y permanezca sana. Lo explico en mi primer libro, "Su Plan para la Prevención y Tratamiento Natural de la Escoliosis". El enfoque holístico es una muy buena opción para las mujeres embarazadas, porque el tratamiento es excelente también para los bebés. El enfoque holístico puede ayudar a reducir las posibilidades de que su bebé desarrolle escoliosis congénita.

Cuando visite a su doctor con preguntas relacionadas con su escoliosis, es ideal que conozca los signos y síntomas específicos que tiene. Esto significa que necesita ser consciente de las características de su escoliosis tanto como sea posible. También es importante, para las madres embarazadas con escoliosis, conocer estos síntomas, porque les permite identificar la enfermedad en los niños en la etapa temprana, en caso de que ésta se haya transmitido genéticamente.

La escoliosis es una enfermedad que está asociada con los genes y por lo tanto es importante que las madres con escoliosis sean más consientes de los factores que la causan, dado que existe mayor posibilidad de que los bebés desarrollen la enfermedad; conocer los factores que desencadenan la escoliosis puede ayudar a prevenirla.

El chequeo médico escolar puede ser útil, porque detecta la escoliosis en una etapa temprana. El promedio de escoliosis adolecente es de 30 grados, y se espera que aumente 7 grados cada año en que la enfermedad no es controlada. Cuando tiene la posibilidad de detectar la escoliosis a temprana edad, puede mantener su progreso bajo control, algo que es importante de manera especial en las niñas, ya que el desarrollo de la enfermedad es más alto en ellas.

Además, existen diferentes tipos de escoliosis. Si identifica el tipo de escoliosis que tiene, tratará mejor su afección. Esto puede ayudarle a cuidar de usted misma cuando esté embarazada.

Algunos de los tipos de escoliosis están enumerados a continuación. Hay personas que no se reconocen en un único tipo de escoliosis y pueden abarcar diferentes tipos.

Escoliosis congénita — este tipo de escoliosis es una anormalidad vertebral con la que nacen algunas personas.

Escoliosis idiopática — este tipo de escoliosis ocurre sin ninguna razón. La mayoría de los casos de escoliosis están categorizados como idiopáticas, porque la razón real de la enfermedad es desconocida aún. Numerosas escoliosis adultas, juveniles, adolescentes o infantiles son clasificadas como idiopáticas si no hay un factor, enfermedad o evento específico que pueda causarla. Se estima que aproximadamente el 80% de los casos de escoliosis son idiopáticos, y la mayoría ocurren antes de los tres años de edad. Se conoce como escoliosis idiopática infantil. Si la escoliosis es identificada en el rango de edad de 3 a 10 años, se denomina escoliosis idiopática juvenil y aquellos casos en los que se identifica a partir de los 10 años, se conocen como escoliosis idiopática adolecente.

Escoliosis neuromuscular — en algunos casos las personas tienden a desarrollar una curva en su espalda, debido a otra enfermedad médica. En la mayoría de los casos es un síntoma secundario. Si alguien padece una enfermedad que conlleva una debilidad o un control escaso de los músculos, las posibilidades de padecer escoliosis son muy grandes. Espina bífida, atrofia muscular espinal, parálisis cerebral, enfermedad de Marfan o trauma físico son algunas de las condiciones que han sido asociadas con la escoliosis. La escoliosis neuromuscular es usualmente muy severa y requiere un tratamiento agresivo.

Escoliosis degenerativa — cuando la escoliosis es detectada en adultos es generalmente degenerativa. Este tipo de escoliosis se debe a una variedad de factores, como artritis, espondilitis o debilidad en los ligamentos, tejidos y músculos blandos que soportan la espalda. Algunos de los factores que pueden causar este tipo de escoliosis incluyen osteoporosis, degeneración de los discos y fracturas por compresión vertebral. En algunos casos puede ser causada por la mala postura y un estilo de vida poco saludable.

Escoliosis funcional — la escoliosis funcional puede ser causada por alguna otra deformidad en otra parte del cuerpo. Una pierna más corta o espasmos musculares en la espalda pueden causar una escoliosis de este tipo.

Otras causas de la escoliosis — algunas veces la escoliosis es causada por tumores en la espina dorsal; por ejemplo, Osteoma Osteoide, un tumor benigno que suele aparecer en la espina dorsal y causa terribles dolores de espalda. El dolor es la principal razón por la cual las personas tienden a adoptar una postura más cómoda, que les lleva a doblar la espalda hacia un lado. Con el tiempo esto causa una deformidad que produce la escoliosis.

CAPÍTULO 2
Factores que causan la escoliosis

La escoliosis está entre las muchas enfermedades que los investigadores y los profesionales médicos no entienden aún. Todavía no se ha encontrado la razón que explique la escoliosis idiopática. Pero no se preocupe, hay algunos factores que se sabe juegan un rol significativo en la escoliosis. Algunos de los factores que según los doctores pueden influenciar la presencia, inicio o progreso de la escoliosis incluyen los desequilibrios hormonales, los defectos genéticos o mecánicos y la nutrición pobre.

Existen estudios de investigación llevados a cabo, incluso mientras lee este libro, para entender las razones específicas de la anormalidad de la curva de la espina dorsal. Algunos académicos consideran que la comprensión de varias enfermedades relacionadas puede proveernos un mejor entendimiento de los factores que pueden causar la escoliosis. Los académicos han estudiado estas afecciones y han descubierto algunas de las posibles razones que pueden causar la escoliosis. Por tanto e incluso a pesar de que no sabemos los factores exactos que provocan la escoliosis, el conocer varios factores que están siendo considerados como causas de la escoliosis puede ayudarnos a que no ocurra, o a que su desarrollo sea controlado. Usted puede garantizar que su bebé esté saludable, con menos posibilidad de contraer escoliosis, incluso si sufre la enfermedad, asegurándose de prevenir algunos de los factores de riesgo en su vida.

La deficiencia de magnesio es lo primero a mencionar cuando buscamos las causas probables de la escoliosis. Muchas personas que sufren de la enfermedad cardiaca llamada Prolapso de Válvula Mitral (PVM) son propensos a padecer escoliosis. Un estudio realizado en la India demostró que el 55 por ciento de los niños diagnosticados de prolapso de Válvula Mitral padecían igualmente de escoliosis. La PVM es considerada similar a la escoliosis, porque es más común entre mujeres que entre hombres. Los síntomas de ambas enfermedades se agravan en la pubertad.

El Dr. Roger J. Williams, uno de los primeros teóricos del Tipo Metabólico y autor del revolucionario libro 'Individualidad Bioquímica', ha mencionado que las dietas que son adecuadas para niños jóvenes, no son suficientes para adolecentes, especialmente para aquellos que están entrando a la pubertad. Si la dieta no cambia de acuerdo a los requerimientos de cambio del cuerpo, pueden ocurrir varias deficiencias. Se ha visto además que el 85 por ciento de aquellos que han sido diagnosticados con Prolapso de Válvula Mitral tienen también deficiencias de magnesio. Ha habido estudios donde los pacientes con PVM fueron tratados con suplementos de magnesio y los resultados mostraron un alivio sintomático de los pacientes.

Además, la deficiencia de magnesio ha sido identificada como una causa de osteoporosis y osteopenia, las otras dos enfermedades que están enormemente vinculadas con la escoliosis. Se sabe que la falta de niveles adecuados de magnesio en el cuerpo puede causar contracciones musculares, un aspecto que puede llevar a la escoliosis.

La vitamina K es otro nutriente que tiene un efecto significativo en la presencia de la escoliosis. Muchos estudios apuntan a que una enorme proporción de vitamina K se pierde debido al exceso de hemorragia. Algunos de los otros aspectos que la deficiencia de la vitamina K puede causar, incluyen sangre en la orina (hematuria), moratones, sangrado gastrointestinal, sangrado nasal y más. La condición está asociada con la osteoporosis, otra enfermedad que con frecuencia ocurre durante la escoliosis.

Hipoestrogenismo o los bajos niveles de estrógenos se han vinculado también a la escoliosis. Si tiene bajos niveles de estrógeno, es más propenso a sufrir de osteoporosis y osteopenia, dos condiciones que con frecuencia acompañan la escoliosis.

Las mujeres que mantienen un peso corporal bajo debido a sus requerimientos profesionales o a otros motivos, tienden a tener niveles bajos de estrógenos. Varios estudios realizados entre estas mujeres, han mostrado una alta incidencia de escoliosis en ellas. Por ejemplo, un estudio entre bailarinas de ballet demostró que eran más propensas a la escoliosis y a la fractura por estrés con una incidencia de entre 24 y 40 por ciento. En uno de los estudios la tasa de incidencia de la escoliosis entre gimnastas rítmicas, comparada con un grupo de control, fue diez veces más alta. También se conoce que las atletas femeninas tienen una tasa más alta de escoliosis en comparación con las mujeres en general. Algunos de los otros aspectos asociados con el hipoestrogenismo incluye las fracturas, articulaciones flexibles, pubertad tardía y peso corporal bajo.

La deficiencia de vitamina D y zinc ha sido también asociada con la probabilidad de tener escoliosis. Las personas que mantienen una dieta baja en zinc y vitamina D, tienden a tener enfermedad de pecho hundido. Clínicamente se conoce como pectus excavatum; otra enfermedad que ocurre comúnmente junto ala escoliosis.

Resumiendo, las deficiencias en magnesio, zinc, vitamina K, vitamina D, selenio y los niveles bajos de estrógeno pueden generar una alta probabilidad de padecer escoliosis. Algunos académicos, además, creen que la escoliosis está vinculada a la herencia genética. Este es un factor causante aceptado de manera general. Mientras la investigación sobre este tema continúa, el gen CHD7 ha sido asociado con la presencia de escoliosis en el nacimiento.

La hipótesis de que la escoliosis es una enfermedad genética se puede establecer por el hecho de que si tiene una familia que sufre de escoliosis, existe una probabilidad del 25 al 35 por ciento de que usted tendrá la misma enfermedad. Si sus padres tienen la enfermedad, entonces existe un 40 por ciento de posibilidades de que usted la tenga. Si usted y su compañero tienen escoliosis, entonces la probabilidad de que su hijo la padezca es del 40 por ciento.. Sin embargo, tomando algunas precauciones, como asegurar una dieta nutritiva, buena para la escoliosis antes del embarazo, durante del embarazo e incluso después del embarazo puede ayudar a reducir las posibilidades de que su bebé adquiera la misma enfermedad.

Por otro lado, es sabido que los gemelos idénticos pueden no siempre compartir la misma enfermedad. Esto demuestra que la escoliosis puede ser causada por otros factores diferentes a los genéticos.

Como padres tienen la obligación de aprender todo lo que hay que saber sobre la enfermedad, con el fin de asegurarse que hace todo lo que está a su alcance para reducir las posibilidades de pasar la enfermedad a su niño. Necesita estar más alerta sobre los síntomas de la escoliosis en sus hijos, de manera que pueda identificar la situación de manera temprana y pueda controlar su progreso. Asegúrese de hacer que su hijo se examine de manera regular. Haga del ejercicio una rutina familiar, con el objetivo de mantener su espina dorsal saludable. Siga una dieta apropiada para la escoliosis (como se detalla al final del capítulo 11), de forma que la familia permanezca saludable y lleve una vida cómoda.

Después de haber tratado un gran número de pacientes con escoliosis durante muchos años, he encontrado varias personas que se preguntan si su escoliosis ha sido causada por dormir en una posición incorrecta, por alzar cosas pesadas o por tensar sus músculos. Aunque estas parecen causas lógicas de la escoliosis, no es así. Sin embargo, si sufre de escoliosis y una columna vertebral torcida, puede experimentar niveles altos de dolor, incomodidad y tensión cuando levante cosas pesadas o duerma en ciertas posiciones.

A pesar de que los investigadores continúan buscando una causa única para la escoliosis, ésta permanece como una condición médica que puede ser causada debido a varios factores. Ahora se acepta de manera general que los pacientes con escoliosis tienen alguna anormalidad estructural, neurológica, bioquímica o genética que causa la escoliosis.

Con el tiempo y después de haber estudiado las historias clínicas completas de miles de pacientes con escoliosis, he llegado a la conclusión de que uno o más de estos factores, como genes defectuosos, fuerzas bioquímicas no naturales, una dieta pobre y una nutrición inadecuada, asimetría física, problemas en el cerebro y desequilibrio hormonal que causa deficiencia de estrógenos pueden producir escoliosis.

CAPÍTULO 3
Escoliosis y embarazo: La conexión

L o primero que debe saber es que la escoliosis no es una enfermedad que deba impedirle disfrutar de la maternidad. Si tiene escoliosis no tiene que preocuparse o privarse de quedarse embarazada. Todo lo que tiene que entender es que la escoliosis está vinculada a los genes y, por lo tanto, existe una posibilidad relativamente alta de que su niño padezca la enfermedad, en comparación con alguien cuyos padres no tienen escoliosis.

Otro aspecto que tiene que tener en cuenta es que si tiene la columna vertebral encorvada, hay un cuidado extra que necesita tomar durante el embarazo y el periodo posterior al parto, con el fin de asegurar no lastimarse a usted misma en el proceso. Es necesario porque el bebé ejerce presión sobre la espina dorsal y debe tener precauciones adicionales para garantizar que su bebé y usted permanecen seguros durante el curso del embarazo.

La mayoría de los investigadores creen que la escoliosis tiene una conexión significativa con los genes. Esto se debe, sobre todo, a que cada año aparecen en las consultas un gran número de casos congénitos e idiopáticos. De la misma manera que sus genes son responsables de su aspecto, de su comportamiento, de las cosas específicas que siente, también definen las enfermedades específicas a las que está predispuesto. Estos genes aumentan el riesgo de padecer algunas enfermedades.

Sí, existe un vínculo genético para la escoliosis. Sin embargo, esto no significa que cada niño nacido de una madre que tenga escoliosis tendrá la misma enfermedad. Es alentador saber que aunque nuestros niños tienen los genes que les pasamos, esto no significa que no tengamos ningún control sobre ellos. Aunque no puede cambiar sus genes, puede gestionar la manera en que estos genes se expresan. Los genes pueden ser literalmente encendidos o apagados por varios factores del entorno, nutrición, alimentación y estilo de vida. De esta manera podemos reducir los efectos negativos que algunos genes producen en nuestro cuerpo y mente. Los resultados de estas investigaciones genéticas se hicieron públicos en 2009, aunque falta mucha investigación en este campo. También se han alcanzado muchos logros. En relación a la escoliosis entendemos la manera en la cual los genes específicos afectan el progreso de la curva. Este es un gran avance, que nos permite evaluar si la cirugía es o no obligatoria. También ayuda a comprender hasta qué punto podemos controlar la enfermedad por medio de dieta, nutrición apropiada y ejercicio.

¿La genética ofrece ayuda?

Curiosamente, la genética ofrece una nueva esperanza para los pacientes de escoliosis; sin embargo, la investigación para mujeres embarazadas con escoliosis está todavía en camino.

Sin embargo, en unos pocos tipos, como en las formas congénitas de la escoliosis, el examen genético prenatal puede señalar enfermedades como la neurofibromatosis, distrofia muscular y algunos tipos de miopatía. Además, las rutinas de los exámenes de ultrasonido hechos en varias etapas del embarazo, pueden comprobar anormalidades en el patrón del crecimiento de la espina dorsal del feto.

No obstante, los expertos señalan que dado que no es muy común el hecho de que aparezcan ocurrencias múltiples en una sola familia, la probabilidad de que una madre con escoliosis pase la enfermedad es bastante pequeña.

Un estudio amplio del genoma, realizado en esta área, mostró que hay marcadores de polimorfismos nucleótidos que están presentes en el ADN. Estos han sido asociados con escoliosis idiopática adolescente. Cincuenta y tres de estos marcadores genéticos han sido identificados y la escoliosis ha sido clasificada como una deformidad bioquímica. También se ha sugerido que la tasa y el nivel de progreso depende de las fuerzas de asimetría, de acuerdo con la ley Hueter-Volkmann, la cual afirma que la reforma de la espina dorsal puede ocurrir debido a la tensión gravitacional y a las fuerzas asimétricas.

Aunque la salud del bebé es un aspecto que genera preocupación cuando una madre tiene escoliosis, muchas mujeres embarazadas no se preocupan sobre su salud hasta después del parto. Debe preocuparse de cómo afectará el embarazo a su escoliosis y cómo el parto puede dañar su curva espinal. Es bueno que piense en ello, porque existen algunas precauciones que debería tomar con el fin de garantizar un parto seguro y sencillo. Sin embargo, no hay razones para ser aprensiva sobre esto, porque incluso con escoliosis es posible tener un parto normal y saludable, así como dar a luz un bebé sano. Aunque su niño tendrá un riesgo alto de tener escoliosis, existen varías terapias nutricionales que pueden ayudar a reducir las posibilidades de que la padezca. Si es consciente de su escoliosis y toma todas las precauciones sobre el tipo de alimentos que come durante su embarazo, puede llegar a prevenir esta enfermedad en su bebé completamente.

Nuestro cuerpo tiene trillones de células y cada célula tiene ADN, que es básicamente el código genético que todos llevamos. Sabemos que se necesitan muchas generaciones para cambiar este código o 're-escribir' este código básico. En la parte superior de los genes hay químicos llamados marcadores epigenéticos. Estos químicos son responsables de proporcionar instrucciones a los genes. De esta manera son capaces de activar genes específicos y silenciar otros. Lo que es más importante es que los alimentos específicos que consume pueden conllevar a una activación de marcadores epigenéticos, que pueden activar o desactivar genes específicos. Lo que esto significa para las madres con escoliosis es que si consumen el alimento correcto, garantizan que los marcadores epigenéticos que conllevan la activación del gen que controla la escoliosis no sean apagados;

asegurando de este modo que los genes no se pasen al nonato.

El estudio realizado en el Instituto Genético Clínico en el Centro Médico Cedars-Sinai demostró que la escoliosis podría ser causada debido a mutaciones de un gen específico. El mismo estudio también demostró que son necesarios niveles adecuados de calcio para el desarrollo de una espina dorsal apropiada, cuando el feto se está desarrollando en el útero. Este estudio nos da una razón amplia para creer que la nutrición juega un rol esencial en la probabilidad de padecer escoliosis, incluso entre aquellos que no están predispuestos genéticamente.

Todas las investigaciones y evidencias muestran que incluso las mujeres que tienen escoliosis, pueden tener un embarazo normal.

Una encuesta importante, llevada acabo por Phillip Zorab y el Dr. David Siegler entre 64 mujeres con escoliosis, encontró que estas mujeres no presentaban complicaciones médicas serias. Aunque el 17% de estas madres padecieron un incremento en la dificultad para respirar y el 21% tuvo un incremento en el dolor de espalda, ambos grupos consideraron que aquello era soportable. Además, la mayoría de estas mujeres tuvieron un parto normal , y sólo un 17% necesitaron una operación de cesárea, también por razones de obstetricia.

No obstante, es evidente que las mujeres embarazadas están más predispuestas a niveles más altos de progresión de la escoliosis, que aquellas que no lo están. Por lo tanto, es necesario que tomen medidas adicionales de cuidado relacionadas con su nutrición, dieta, ejercicio, posturas, posiciones a la hora de dormir y en el momento del parto. Tener en cuenta estos aspectos puede marcar la diferencia a la hora de tener un embarazo fácil, normal y saludable.

Además, se ha demostrado que las mujeres que tienen en cuenta los aspectos antes mencionados no se enfrentan a tantas complicaciones después del parto.

Algunas mujeres tienden a sentir que necesitan una cirugía con el fin de corregir su escoliosis y después poder concebir. Esto no es necesario si conoce la prueba AIS ScoliScore. Esta nueva prueba genética estudia el ADN de los pacientes con escoliosis idiopática adolescente y detecta la probabilidad de un progreso en la curva espinal, ayudando a los médicos a saber si el paciente necesitará cirugía o no. Un gran número de personas (aproximadamente del 85 al 90 por ciento) diagnosticadas con escoliosis idiopática adolescente (AIS) no necesitan cirugía para su leve curva. Esto significa que si su escoliosis tiene un ángulo de Cobb entre 10 y 25 grados, no tiene que preocuparse por intervenciones y cirugía. El ejercicio apropiado y una buena dieta pueden asegurar una vida saludable para usted y su bebé. Se ha demostrado que estas pruebas son 99 por ciento precisas y, por tanto, extremadamente confiables.

Dicho todo esto, usted necesita saber que existe una posibilidad de que el embarazo exagere su curva de escoliosis. La manera en que ocurre su embarazo definirá si puede tener un parto normal o necesitará una operación de cesárea. En algunos casos, existen complicaciones que pueden requerir la administración de anestesia epidural, pero eso no es nada que un buen anestesiólogo y un ginecólogo experto no pueda manejar.

¿Qué es el ángulo de Cobb?

El término "ángulo de Cobb" se usa en todo el mundo para medir y cuantificar la magnitud de las deformidades espinales, especialmente en el caso de la escoliosis. La medida del ángulo es el "estándar de oro" de la evaluación de escoliosis aprobada por Sociedad de Investigación de la Escoliosis. Es usada como el estándar de medición para cuantificar y realizar el seguimiento de la progresión de la escoliosis. El ángulo de Cobb fue descrito por primera vez en 1948 por el Dr. John R Cobb, donde describió cómo medir el ángulo de la curva espinal. Por eso se llama "ángulo de Cobb".

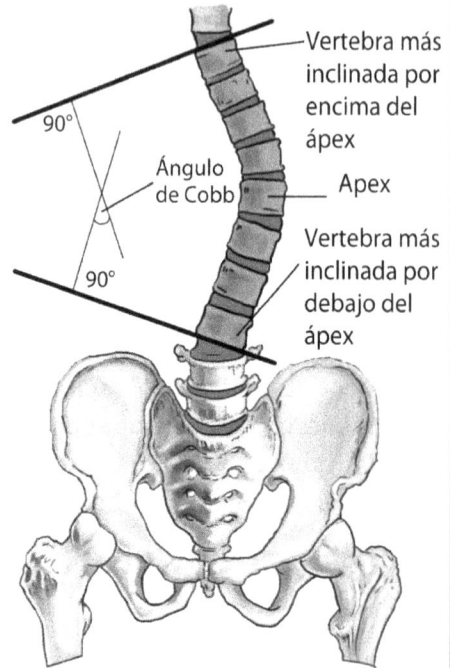

Vertebra más inclinada por encima del ápex

90°

Ángulo de Cobb

Apex

90°

Vertebra más inclinada por debajo del ápex

¿Cómo medir un ángulo de Cobb?

Se requiere radiografía para medir el ángulo de Cobb.

1. Localice la vertebra más inclinada en la parte superior de la curva y dibuje una línea paralela hacia la placa terminal vertebral.
2. Localice la vertebra más inclinada en la parte inferior de la curva y dibuje una línea paralela hacia la placa terminal vertebral inferior.
3. Levante líneas perpendiculares con intersección a partir de las dos líneas paralelas.
4. El ángulo formado entre las dos líneas paralelas es el ángulo de Cobb.

CAPÍTULO 4
Síntomas, diagnostico y complicaciones

ntender los signos y síntomas de la escoliosis es algo esencial por dos razones. En primer lugar, esto le ayuda a evaluar el nivel de escoliosis que tiene para que pueda ajustar su estilo de vida de acuerdo a ello. Por otro lado, como madre que padece escoliosis, necesitará conocer estos signos y síntomas para evaluar si su hijo la está desarrollando o no.

Una medula espinal curvada puede causar otras complicaciones y si esta afección es identificada en una etapa en la que la progresión de la curva no ha alcanzado altos niveles, hay varios procedimientos y terapias que pueden prevenir que la curva aumente más rápido que si no se aplicaran. Una vez identificada la dolencia, esta puede ser tratada mediante dietas, ejercicio y otras opciones de tratamientos naturales para que pueda mantener un estilo de vida saludable y vivir una vida plena.

Síntomas de la escoliosis

Más abajo encontrará algunos de los síntomas comunes de la escoliosis. Le ayudarán a identificar la condición cuando los vea, así como a entender los ejercicios que luego se detallan en este libro, para que pueda hacerlos correctamente. Écheles un vistazo y luego trate de evaluar si padece cualquiera de estos síntomas, para determinar si tiene o no escoliosis.

- Tronco o cuello desviados hacia un lado
- Musculatura desigual en un lado
- Paleta de los hombros prominente en un lado
- Prominencia de costillas
- Caderas desiguales
- Desigual longitud de las piernas
- Dolor de espalda o dolor en la espalda baja
- Fatiga
- Dificultad para sentarse o para permanecer en una sola posición por largo tiempo
- Dificultad para respirar (si la curva de la espina es extremadamente larga y tiene más de 70 grados)

Aunque usted misma puede evaluar los síntomas de la escoliosis en su hogar, es una buena idea que un médico la evalúe. A pesar de que es posible que el médico no tenga en cuenta una ligera curva durante un examen rutinario, cuando solicite una evaluación específica para escoliosis, obviamente realizará los test confirmatorios requeridos para determinar si la padece.

La escoliosis suele comenzar con una curva que se observa en la columna y que puede ser ignorada durante las visitas regulares al doctor, cuando no está buscando específicamente una columna curvada. Si tiene una curva de 10 a 20 grados, lo más probable es que no haya manifestaciones de la misma; es muy probable que pueda percibir un hombro asimétrico o una articulación de la cadera desigual en usted misma.

La curva de la escoliosis incrementa habitualmente hasta que se alcanza la madurez del sistema esquelético. El ritmo dela progresión depende de diversos factores, incluyendo los genes, el ambiente, la nutrición y el estilo de vida.

En muchos casos, la escoliosis es descubierta cuando los amigos o familiares notan una leve desviación al nivel de las caderas o de los hombros. Debido a que los cambios en la curva de la columna son insidiosos, es muy fácil no darse cuenta de la progresión. Si tiene una escoliosis progresiva, notará que la ropa que usa y que le quedaba perfecta ya no parecerá quedarle igual. En algunos casos, puede comprobar que los pantalones no le quedan igual de largos en ambas piernas.

Las curvas por debajo de 10 grados son consideradas suaves y por lo tanto los profesionales médicos no prescriben ningún tipo de tratamiento. Este nivel de curva se puede enderezar si se presta un especial cuidado a la postura, el ejercicio y la dieta. Menos de un tercio de las escoliosis leves terminan en grados altos de curva que requieren tratamiento. Las curvas que son diagnosticadas alrededor de 30 grados son más propensas a progresar.

Sin embargo, si tiene una escoliosis leve y está preocupada por lo que necesita hacer para controlar su progresión, estará en una mejor situación en un par de años. Si presta atención a las pautas adecuadas de nutrición que promueven una mejor salud de la columna, podrá controlar la progresión de esta curva mejor. Así se asegurará de que está limitando los cambios de ésta, que pueden convertirse en una preocupación mayor en el futuro.

Complicaciones de la escoliosis

Se han asociado con la escoliosis un gran número de enfermedades. Sumadas a diversas complicaciones que pueden aparecer, la presencia de escoliosis indica que tiene un riesgo mayor de padecer estas otras complicaciones médicas, por lo que debe protegerse de éstas para mantenerse sana.

Algunas de las enfermedades que han sido asociadas con la escoliosis son:

- **Síndrome de Ehler-Danlos** — Algunas veces llamado síndrome del bebe hipotónico; este es un trastorno del tejido conectivo que es causado generalmente por una inhabilidad para sintetizar de una manera adecuada el colágeno.

- **Enfermedad de Charcot-Marie-Tooth** — Un trastorno hereditario que es caracterizado por la pérdida del tejido muscular y de la sensibilidad.

- **Síndrome Prader-Willi** — Una enfermedad que es considerada como rara, ésta es una condición en la cual 7 genes son indetectables, no se expresan o no se encuentran.; causando un retraso en el habla, pérdida de la coordinación física, aumento de peso y trastornos en el sueño. Puede también provocar un retraso en la pubertad e infertilidad.

- **Parálisis cerebral** — Condición asociada al cerebro que incluye un rango específico de discapacidades motoras. Estas afecciones son clasificadas como espásticas, atáxicas, discinéticas e hipotónicas.

- **Atrofia muscular espinal** — Enfermedad relacionada con los nervios y con los músculos que provoca debilidad muscular y atrofia.

- **Distrofia muscular** — Enfermedad muscular considerada hereditaria. Se manifiesta en debilidad muscular, defectos en las proteínas musculares y muerte de las células y del tejido muscular.

- **Síndrome de CHARGE** — Trastorno genético que está asociado con Coloboma del ojo, defectos en el corazón, atresia de las coanas nasales, retardo, anomalías en los genitales, infecciones por levaduras y sordera.

- **Disautonomía familiar** — También llamada síndrome de Riley-Day, esta es una enfermedad relacionada con el sistema nervioso autónomo. Consiste en insensibilidad al dolor, bajo crecimiento, inhabilidad para producir lágrimas y otros problemas.

- **Ataxia de Friedreich** — Otra condición hereditaria que provoca problemas en el habla, desórdenes de la marcha, problemas del corazón, y diabetes.

- **Síndrome de Proteus** — También llamado síndrome de Wiedemann, este trastorno puede causar un desarrollo anormal de hueso, de la piel, crecimiento excesivo y tumores en el cuerpo.

- **Espina Bífida** — Trastorno congénito causado por un cerrado incompleto del tubo neural embrionario.

- **Síndrome de Marfan** — Trastorno del tejido conectivo, que también es un trastorno genético, que puede afectar el sistema esquelético, el corazón, los ojos y el sistema nervioso central.

- **Neurofibromatosis** — Enfermedad en la cual tumores del tejido nervioso pueden causar una serie de trastornos relacionados con los nervios.

- **Hernia congénita del diafragma** — Esta enfermedad se refiere a un defecto de nacimiento presente en el diafragma.

- **Hemi-hipertrofia** — Enfermedad donde un lado del cuerpo es más largo que el otro; este trastorno puede causar un mayor riesgo a padecer algunos tipos específicos de cáncer.

A pesar de que parece una lista larga y tenebrosa, estas enfermedades son raras y no siempre se presentan porque usted tenga escoliosis. La lista ha sido incluida para darle una idea de las diferentes enfermedades que tiene que vigilar, debido a que están íntimamente ligadas con la escoliosis.

Incluso si tiene escoliosis, puede vivir su vida sin la necesidad de una intervención quirúrgica. No tendrá que pasar por el bisturí y exponerse a todos los riesgos que conlleva. Sin embargo, alrededor de un 5 % de las personas que tiene escoliosis, tienden a necesitar cirugía para poder realizar sus tareas habituales de una manera adecuada. La cirugía tiene riesgo de inflamación de los tejidos blandos, y se sabe que puede causar incapacidad para respirar, heridas en los nervios y sangrado interno en algunos casos. Si está considerando la cirugía, tenga en cuenta algunas de las últimas estadísticas: alrededor del 5% de las personas que sufren de escoliosis presentan una recaída a los 5 años del procedimiento. Queda demostrado con ello que la predisposición a padecer escoliosis no desaparece con la cirugía. Además, muchos investigadores piensan que la corrección quirúrgica de la espina no es posible y que el procedimiento es meramente superficial y cosmético.

Además de estas complicaciones físicas que la escoliosis puede generar, existen diferentes preocupaciones a las que hacer frente en términos de trauma. En la forma severa, la enfermedad puede causar una vida con limitación en las actividades. Las personas jóvenes pueden encontrar que llevar un aparato ortopédico en público es extremadamente incómodo y embarazoso. El dolor, la limitación de las actividades y la obvia observación de la deformidad pueden generar depresión en muchas personas. Ya que es consciente de ello, debe luchar contra esta enfermedad con coraje. No tiene que preocuparse por estos aspectos, y puede descansar con la seguridad de que con la correcta nutrición, dieta y ejercicios, la afección puede controlarse.

Diagnóstico

Si alguien en su familia tiene escoliosis, debe buscar la presencia de la enfermedad en los niños de la casa. Un simple test casero puede ayudarle a determinar si su hijo tiene escoliosis o no y si debe visitar a un medico para obtener una confirmación.

Esto es lo que necesita hacer para decidir si debe ir a un doctor y confirmar la presencia de escoliosis. Necesitará un lápiz y un papel para anotar las observaciones que realice. También necesitará unos puntos de papel con adhesivo para marcar las posiciones en el cuerpo. Y siga los pasos detallados debajo.

1. Pida a su hijo que se doble hacia adelante y coloque el punto adhesivo sobre los huesos de la columna que pueden sentirse a lo largo de la espalda, y que también pueden ser vistos fácilmente cuando una persona se flexiona hacia adelante. Para asegurarse realizarlo correctamente, revise que tenga 6 puntos en la parte de atrás del cuello, 12 en la espalda media y 5 puntos en la espalda baja. Debe tener 23 puntos en total. Puede ocurrir que no consiga encontrar los 23 puntos. No se preocupe o se inquiete, no siempre es posible encontrar todos los huesos de la columna sobresaliendo. Esto no quiere decir nada en cuanto a un diagnóstico de escoliosis se refiere y por lo tanto no necesita asumir nada en este momento.

2. Pídale a su hijo que esté de pie derecho y se relaje. Mire la fila de puntos para ver si aparecen en una línea recta. Si la línea de puntos está torcida o curvada en algún lugar, realice una anotación. Ayuda dibujar un diagrama simple de la estructura del cuerpo humano y hace que se noten las áreas simples donde las curvas aparecen.

3. También indague sobre aspectos específicos tales como

   a. ¿Hay un hombro elevado o descendido? — Si la respuesta es sí ¿cuál?

   b. ¿Parecen las costillas más elevadas en un lado? — Si la respuesta es sí ¿cuál es el lado más elevado?

   c. ¿Sobresale la paleta de un hombro más que en el otro? — Si la respuesta es sí ¿en qué hombro?

   d. ¿Es una cadera más larga que la otra? — Si la respuesta es sí, ¿cuál?

   e. Sobresale la parte baja de la espalda en uno de los dos lados — Si la respuesta es sí ¿en cuál?

4. Pídale a su hijo que se flexione hacia adelante mientras mantiene juntas las palmas. Busque los aspectos específicos mencionados arriba y de nuevo anótelos en un pedazo de papel.

Si no ha observado un hombro más alto que el otro, una desigual protuberancia de las paletas de los hombros, una cadera más alta que la otra, caja torácica prominente en un lado, una espalda baja asimétrica o una línea de puntos torcida, no tiene nada de que preocuparse. Por otro lado, si ha notado que la mayoría de estas cosas aparecen en el caso de su hijo, necesita confirmarlas con un médico especialista. En caso de que haya notado un par de cosas de todas las observaciones apuntadas arriba, debe visitar a un médico profesional para despejar cualquier duda sobre su observación. Puede que su hijo/a tenga una escoliosis leve que no ha estado capacitado para percibir correctamente. Tomar esta precaución es mejor que dejarla y permitir que la curva siga avanzando sin ninguna clase de tratamiento.

Incluso un doctor con un ojo agudo puede ignorar una curva leve de escoliosis a menos que la esté buscando específicamente. Por eso es importante que pregunte específicamente por una evaluación para escoliosis, si existe alguien en su familia la padezca.

Cuando acuda a una revisión de la escoliosis, el médico le realizará muchas preguntas relacionadas con su historia familiar, así como otras preguntas relativas a la debilidad, dolor muscular, restricción de las actividades.

Después puede que le pidan que se desvista de cintura para arriba y se incline hacia delante. Esto ayuda a identificar la naturaleza de la curva en la espina dorsal. Esto se conoce como test de Adams. El test requiere que cuelgue sus brazos mientras mantiene sus rodillas rectas, permitiendo que el doctor aprecie y examine más fácilmente la curva, la simetría del cuerpo, los hombros, las caderas y la caja torácica. El rango de movimiento, la fuerza muscular y los reflejos son también revisados en esta etapa de la visita. En esta primera visita al doctor, él puede anotar su altura y peso con el fin de ser capaz de evaluar la amplitud del progreso si nota una ligera curva. Este test, sin embargo, no es infalible. Se sabe que ha omitido un gran número de escoliosis de espalda baja y un 15 por ciento de los casos de escoliosis en general. Por lo que, aunque es un test inicial fiable, no debe ser usado como juicio final sin ninguna revisión posterior.

En algunos casos se realiza la evaluación Scoliometer. Se lleva a cabo usando un dispositivo que mide la extensión de la curva de la espina dorsal. Puede también usar el ScolioTrack para iPad, iPhone o Android. Es una nueva manera de realizar el seguimiento de la escoliosis desde el confort de su casa, como un doctor lo haría en su oficina. Con esta aplicación, no necesita usar caras y lentas radiografías en la clínica. Incluso puede documentar la progresión de la escoliosis. Puede descargar esta aplicación usando cualquier Smartphone. Para más información sobre el ScolioTrack, revise la sección de recursos del libro.

En esta etapa, si el doctor sospecha de escoliosis, se solicita una radiografía relacionada con el peso de la espina dorsal completa. Se hace en dos planos, el frontal o posterior, y la vista lateral o sagital. Dependiendo de la severidad de la curva en los rayos x iniciales, necesitará repetir esta operación cada tres meses o cada año, según recomiende el especialista; para poder revisar el progreso de la curva.

La medida del ángulo de Cobb es usada para cuantificar la severidad de la curva en la espina dorsal. El ángulo se mide desde la placa final superior de la vertebra de nivel más alto hasta la placa final inferior de la vertebra más baja involucrada. En algunos casos se debe hacer en dos ubicaciones de la espina dorsal si las curvas son múltiples.

Test de Adams

El test de flexión delantera es una prueba que se utiliza habitualmente en las escuelas y en las consultas médicas para evaluar la escoliosis. Durante el test, el niño se inclina hacia adelante con los pies juntos y las rodillas rectas, mientras cuelgan los brazos. Cualquier desequilibrio en la caja torácica o cualquier otra deformidad a lo largo de la espalda será una señal de escoliosis.

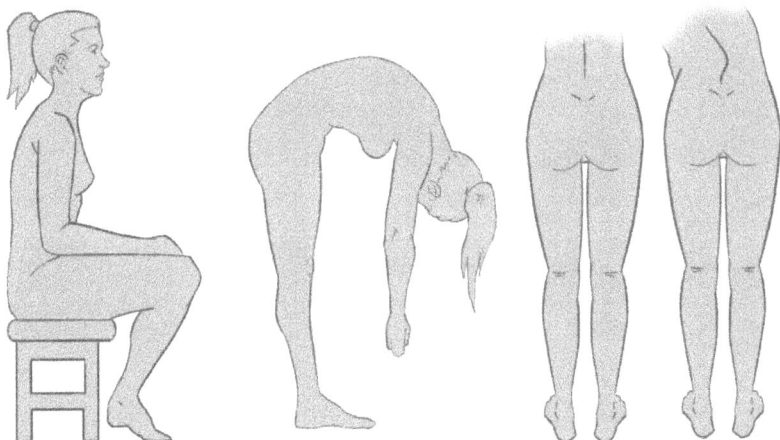

El test de Adams, sin embargo, no es sensible a las anormalidades en la espalda inferior, un sitio muy común para la escoliosis. Como el método omite aproximadamente un 15% de los casos de escoliosis, muchos expertos no lo recomiendan como método único para su evaluación.

CAPÍTULO 5
Consecuencia en la salud de la escoliosis

hora que conocemos diferentes aspectos de la escoliosis, los diversos factores que pueden causar la enfermedad, sus síntomas y la probabilidad de transmisión a su hijo o hija, debemos también mirar de manera detallada sus consecuencias en la salud.

La asociación entre embarazo y escoliosis y las preocupaciones sobre estar embarazada y tener escoliosis son obvias. Todos sabemos que cargar con un bebé no es una tarea fácil. La madre tiene que vivir con una vida dentro de ella por un periodo de 9 meses, siendo la última parte extremadamente difícil de manejar en términos del peso adicional que se tiene que cargar en el cuerpo.

La mayoría de las madres que esperan un bebé se preocupan por la manera en la cual su afección empeorará a causa del embarazo, el trauma por el que tienen que pasar en el parto; y el efecto que su enfermedad tendrá sobre su bebé. Antes de 1950 se creía extensamente que el embarazo podía causar que la curva escoliótica se incrementara significativamente. De hecho, también se creía que la escoliosis reducía la fertilidad en gran medida. Los estudios han demostrado a través del tiempo que nada de esto es cierto.

Puede parecer que la curva de la columna se incrementará aun más con el peso adicional que cargará por un periodo tan largo de tiempo. Puede también sentir que el útero expandido presionará sobre varias partes de su cuerpo y ocasionará un empeoramiento de la escoliosis con el paso del tiempo. La mayoría de nosotros sabemos que los cambios en el cuerpo de las mujeres provocan diversas complicaciones, siendo el dolor de espalda una de las preocupaciones más comunes en el tercer trimestre. El miedo de que el embarazo deje un dolor de espalda crónico es muy común.

A pesar de que existen muchas complicaciones que el embarazo puede generar en las mujeres que padecen escoliosis, muchas de ellas dependen de la severidad de la misma y de la manera en la cual lleve su embarazo. Si padece de escoliosis leve, pueden pasar por todo su embarazo sin ninguna situación que lo diferencie de un embarazo ordinario. Si tiene una escoliosis leve, sólo necesita preocuparse por la dieta que consume y por algunos ejercicios específicos; pero éstas son también las preocupaciones que todas las mujeres embarazadas deben tener en cuenta.

Sin embargo, en algunos de los casos en los que la escoliosis es moderada o severa, se puede experimentar dolor de espalda a un nivel más alto de lo normal. Los investigadores han demostrado que cerca del 80% de las personas padecen de dolor de espalda alguna vez en su vida, por lo que es natural en el caso de las mujeres embarazadas, debido a que el crecimiento del bebé afecta a la postura de la madre, mientras que los músculos abdominales se estiran a su máximo límite para abrirle camino. Esto puede mantenerse desde la última mitad del segundo trimestre hasta el parto, o incluso después. Sin embargo, la buena noticia es que existen maneras para asegurar que los dolores de espada sean bien atendidos y se mantengan bajo control con los correctos ejercicios.

Las personas que sufren de escoliosis severa pueden tener problemas con la respiración, así como otra clase de problemas respiratorios. Esto es algo que puede experimentar hacia el tercer trimestre, cuando el bebé ya es grande y comienza a presionar contra del diafragma. De nuevo, esta es una situación que muchas mujeres padecen apenas entran a su tercer trimestre, aunque, puede ser más prominente y visible en su caso. Esto quiere decir que requiere de una gestión más concentrada y focalizada para asegurar que no experimente ningún problema al respirar. Consulte la sección sobre los detalles del último trimestre para más información.

El manejo del dolor, por lo tanto, se convierte en un aspecto importante y crítico de un embarazo con escoliosis. Es algo que debe considerar mucho antes del parto en sí, ya que el dolor puede ser difícil de sobrellevar cuando se tiene también al bebé.

El proceso del parto puede ser diferente si tiene escoliosis severa. Algunas mujeres son lo suficientemente afortunadas para tener un parto normal a pesar de su escoliosis, dependiendo de la curva y de la severidad de la afección. Sin embargo, otras pueden necesitar una episiotomía e incluso una cesárea. La decisión final relacionada al tipo específico de parto que usted debe tener depende de su doctor y debe ser tomada en base a su salud, a la comodidad para el bebé durante el parto, al nivel y el tipo de curva de la escoliosis y a otras complicaciones involucradas. Muchas mujeres han descubierto que es muy posible tener un parto vaginal normal a pesar de tener escoliosis.

Lo primero y más importante es que tiene que informarse y ser consciente de su escoliosis, y que debe informar de ello a su ginecólogo durante la primera visita. Con esto, se asegurará de que su ginecólogo consulte a un profesional o a un quiropráctico sobre la manera de llevar su embarazo, y las precauciones específicas para asegurar un embarazo seguro y saludable para usted y su bebé.

Para aquellos que se han sometido a una cirugía para corregir su escoliosis, tendrán que esperar alrededor de seis meses y un año antes de tratar de concebir. Esto es debido a que el cuerpo necesita sanarse antes de que pueda asumir la carga del embarazo. Debe consultar a su doctor antes de empezar el proceso de concepción, ya que cada caso es diferente y necesita ser tratado individualmente.

Dicho todo esto, es importante recordar que un historial de escoliosis no incrementa el riesgo de la progresión de la curva a menos que padezca una escoliosis extremadamente severa, y que no haya estado tomando las correctas precauciones en su estilo de vida, nutrición y ejercicios. Para alguien que sea propenso a la osteoporosis o a la enfermedad degenerativa de disco, sentarse en un lugar durante largo tiempo puede predisponerlo a desarrollar escoliosis.

Se realizó una investigación entre 355 mujeres afectadas por escoliosis, que habían alcanzado la madurez esquelética (Risser grado 4), en el que estas mujeres fueron estudiadas y analizadas.

Fueron divididas en dos grupos. El grupo A incluyó 175 mujeres que hubieran tenido al menos un embarazo. El grupo B incluyó 180 mujeres que nunca habían estado embarazadas. Estos grupos fueron emparejados según el tipo de tratamiento que habían recibido para su escoliosis. Se apreció que la curva progresó en ambos grupos en cierta medida. La extensión de la progresión fue de más de 5 grados en el 25% de las mujeres, y mayor a 10 grados en alrededor del 10%. Sin embargo, esto se observó en ambos grupos en un grado similar. Este estudio demostró que el nivel de progresión de la curva no podía ser atribuido al embarazo.

También se observó que la edad de las mujeres cuando estuvieron embarazadas no afectó a la progresión. Cuando fueron estudiadas las historias del parto de las mujeres del grupo A no se encontraron signos de ninguna complicación durante el parto, a excepción de 4 mujeres que sí tuvieron dificultades en el parto. Hubo algunos casos de parto por cesárea, pero no estuvieron relacionados con la escoliosis de ninguna manera.

El dolor de espalda es un aspecto del embarazo a controlar cuidadosamente; es algo contrastado en alrededor del 50% de los casos de mujeres embarazadas con escoliosis. La gestión del dolor depende del lugar en donde esté ubicado, lumbar o sacro iliaco por naturaleza. Existen algunos métodos reconocidos y recomendados para ello, como ejercicios específicos, reducción de la movilidad, uso de una silla de ruedas en los últimos meses.

A pesar de que no existen medicamentos para tratar la escoliosis, algunas personas toman analgésicos. Si usted está tomando algún medicamento para tratar la escoliosis, es pertinente que consulte a su ginecólogo sobre ello. Algunos medicamentos son conocidos por causar defectos de nacimiento en los bebés, por lo que debe informarse sobre ello incluso antes de pensar en la concepción. Siempre es mejor retirar esta medicación unos meses antes de que piense tener un bebé, y no tener que arrepentirse después.

Otro aspecto que necesita tener en cuenta cuando está planeando un embarazo con escoliosis son sus problemas intestinales y de vejiga. Para aquellas personas que tengan preocupaciones sobre los movimientos intestinales y de vejiga pueden notar que estos problemas aumentan durante el embarazo. Algunas veces, puede causar una incapacidad para empujar en el momento del parto, provocando un parto forzado o con fórceps.

Lo único por lo que no debe preocuparse es por lo que le pasará al bebe en el parto porque usted tiene escoliosis. En un gran número de casos, el tipo de parto se basa en factores diferentes a la escoliosis, como la posición de nalgas de su bebé o un cuello uterino que no se expande. Rara vez se encuentra una situación en la cual ha sido necesaria una cesárea únicamente porque la madre tiene escoliosis.

Las posibilidades de que su hijo o hija padezca de escoliosis congénita no son muy altas, a pesar de que usted sí la tenga. Sin embargo, existe una alta probabilidad de que pueda tener escoliosis idiopática, por eso debe estar alerta según pasen los años.

CAPÍTULO 6
Tratamientos convencionales para la escoliosis

La opción de tratamiento que su medico le puede sugerir depende de varios factores que incluyen aspectos tales como la extensión de la curvatura, el género, la edad, el haber alcanzado la madurez esquelética, su condición general de salud y la localización de la curva.

Dependiendo de la severidad de la escoliosis en términos de la curva, usted puede continuar con su estilo de vida sin ninguna complicación en absoluto. Sin embargo, es conocido que la escoliosis puede causar una reducción en la esperanza de vida en un promedio de 14 años. Sumado a lo anterior, también sabemos que la escoliosis puede generar complicaciones adicionales durante el embarazo, aunque esto no le impide tener un parto normal. Existen complicaciones de las que debe estar alerta y que debe prevenir para tener un embarazo saludable.

Muchos doctores tienden a sugerir como su enfoque para la escoliosis el "espere y observe". Esto se debe a que no existe una cura permanente convencional para la escoliosis que tenga su moderno médico profesional. Para las escoliosis leves, el doctor le recomendará que controle la curva de manera constante y continúe realizándose chequeos y rayos X para ver la progresión.

Es muy probable, que si tiene una curva mayor a 25 grados, le habrán aconsejado llevar un corsé ortopédico, y en los casos más severos que estén alrededor de 40 grados, puede que termine en la sala de operaciones. A pesar de que estas opciones son discutidas detalladamente más adelante, tendrá que recordar que aún puede prevenir la progresión de su escoliosis si ya la padece. También puede seguir tratamientos o terapias que le permitan reducir las posibilidades de transmitir lo mismo a su descendencia.

La falta de opciones de tratamiento por parte de los doctores no es sorprendente. El hecho es que no están informados de todas las opciones de tratamiento regular que pueden ayudar a curar la escoliosis. Una gran proporción de las escoliosis diagnosticadas son idiopáticas en naturaleza, y hasta la fecha los médicos no saben las razones que pueden causar que aparezca esta curvatura anormal en la columna. Simplemente suponen que la curva de la escoliosis se debe a un esqueleto poco desarrollado, a un tejido conectivo incapaz o a otras influencias genéticas o ambientales que provocan la aparición de la curva.

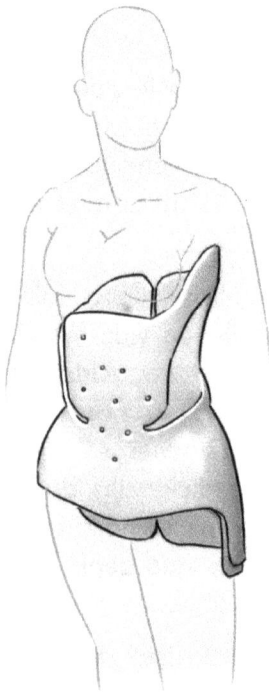

En los casos en donde el médico recomienda una opción de tratamiento activo, un corsé dorso lumbar es lo que frecuentemente se prescribe. Existen diferentes clases de corsé, que suelen llamarse como el centro en el cual fueron desarrollados. La elección del corsé para cada caso debe ser realizada teniendo en cuenta la extensión y ubicación de la curva que tenga. Algunos de los corsés que se usan son:

- **El corsé de Boston — También llamado la ortesis toraco-lumbo-sacra (TLSO)** — siglas en ingles-, el corsé de Boston es usado debajo del brazo. Esta es la razón por la cual también se llama, "el corsé bajo el brazo". El corsé fue creado especialmente para una persona con escoliosis tomando las curvas de su cuerpo en consideración. El plástico es modelado de acuerdo a la forma del cuerpo y hay tres puntos de presión que son aplicados para ayudar a prevenir la progresión de la curva. Éste corsé se recomienda para personas que tienen una curva en la parte lumbar o toráco-lumbar.

- **El corsé de Milwaukee** — Este corsé, también llamado la ortesis cervico-toraco-lumbo-sacra, es similar al corsé de Boston pero tiene un anillo en el cuello con barras verticales que lo pegan al resto del corsé. Se prescribe para curvas en la región torácica de la columna y debe llevarse al menos 23 horas al día.

- **El corsé Charleston** — El corsé de flexión de Charleston, también llamado en ocasiones corsé de "por la noche", ya que se prescribe para usarse únicamente por las noches. El corsé se diseña con el paciente flexionado hacia un lado, para que cuando esté en posición normal, el corsé genere presión en la dirección opuesta. Es efectivo únicamente cuando la curva se ubica debajo de la paleta del hombro.

- **El corsé de Wilmington** — Este corsé se fabrica también a medida y es una ortesis de contacto total. Tiene la forma del cuerpo de una chaqueta y se puede abrir en el frente para quitarse fácilmente. Los moldes correctivos fabricados como el cuerpo de una chaqueta se usan para tratar curvas específicas.

- **El corsé de Providence** — Este corsé se fabrica con un molde de acrílico y aplica fuerzas correctivas sobre el cuerpo del paciente. Se toman impresiones en yeso para asegurar que los puntos de presión estén correctamente situados.

- **El corsé de Cheneau** — Desarrollado por el Dr. Cheneau, este corsé corrige la hipocifosis torácica. Se fabrica en polipropileno y tiene una abertura de velcro en el frente. Este corsé intenta corregir la escoliosis de una manera tridimensional.

- **El corsé SpineCor** — Es un corsé flexible que se prescribe para pacientes con escoliosis idiopáticas ligeras, que tenga unos niveles de la curva entre 15 y 50 grados. Se espera que el paciente lleve el corsé por al menos 20 horas en el día. Cuando se fabrica el corsé, se espera que el paciente crezca y que por lo tanto el corsé corrija este aspecto. Las partes del corsé necesitan ser cambiadas aproximadamente cada año y una mitad cada dos años. Se ha demostrado que esta clase de corsé es extremadamente efectivo en pacientes con escoliosis idiopáticas juveniles.

A pesar de que pueda sentir que usar un corsé es una opción que no es invasiva, y por lo tanto lo puede intentar, debe saber que usar un corsé no ayuda realmente en la escoliosis neuromuscular o en la congénita. También es conocido por ser menos efectivo para escoliosis infantiles, juveniles y adolescentes.

Usar un corsé puede ser extremadamente penoso y puede afectar a la imagen personal, especialmente entre los jóvenes. Muchas personas sienten una gran incomodidad al usar un corsé durante todo el día. Por ello, esta decisión debe ser tomada tras pensarlo y considerarlo detenidamente.

Un estudio realizado para los corsé de escoliosis en 1984 estableció que los corsés pueden causar una leve, y casi insignificante, mejoría en las personas que los han usado. Sin embargo, se realizaron algunas observaciones que mostraron que el 75 % del grupo control tenían escoliosis no progresivas por naturaleza. Por lo tanto, el asumir que la progresión de la curva escoliótica se puede capturar y restringir, puede no ser tan claro como quisiéramos creer. El Grupo de Trabajo del Servicio Preventivo de Estados Unidos estableció en 1993 que "más allá de la corrección temporal de las curvas, no existen evidencias suficientes para concluir que los corsés limitan la progresión natural de la enfermedad".

En el 2007, el Dr. Dolan y el Dr. Weinstein realizaron un estudio que fue publicado en la revista Spine. Este estudio estableció que la simple observación e incluso el uso de un corsé no tuvieron impacto sobre la afección. Ninguna de estas opciones de tratamiento fue efectiva para evitar la cirugía. Ogilvie et al. en Axial Bio-Tech realizaron un estudio en el que estudiaron la progresión de la curva escoliótica y otros aspectos relacionados entre pacientes que utilizaron corsé, en comparación a los resultados esperados de otros pacientes basados en el conocimiento genético. Este estudio también mostró que usar corsé no tuvo mucho efecto sobre la escoliosis.

La revista Spine (Septiembre 2001) publicó un artículo titulado "efectividad del uso de un corsé en pacientes masculinos con escoliosis idiopática". Este articulo detalló la manera en la cual una progresión de 6 grados fue vista entre el 74 % de los sujetos a pesar de usar un corsé. Adicionalmente 46% de los sujetos que usaron un corsé alcanzaron un nivel de curva que requirió cirugía. El centro para la investigación infantil en Dublin, Irlanda también publicó un articulo donde afirmaba que "desde 1991 no se recomendaba usar un corsé para los niños con escoliosis idiopática adolescente (AIS) –siglas en ingles- en la institución. No se puede decir que proporcione ventajas significativas para el paciente o la comunidad".

Por otra parte, existen algunos estudios que han mostrado que utilizar corsé puede ser efectivo en la reducción de la progresión de la curva en ocasiones. De acuerdo a un estudio realizado por la sociedad para la investigación de la escoliosis (SRS)- siglas en ingles-, utilizar corsé fue efectivo para detener la progresión de la curva en un porcentaje del 74% al 93% de pacientes femeninos con escoliosis idiopática. El porcentaje exacto de éxito depende del tipo de aparato utilizado.

A pesar de diversos estudios que han sido realizados, no existen aún respuestas definitivas para la pregunta sobre si un corsé puede parar la progresión o no. Matthew B. Dobbs, M.D., cirujano ortopedista pediátrico del hospital infantil St. Louis y colaborador del estudio de la Universidad de Washington, estableció que, "aunque el utilizar un corsé para suavizar la progresión de la curva en pacientes con AIS, ha sido el estándar de cuidado en los Estados Unidos durante alrededor de 30 años, la efectividad de este tratamiento aún es poco clara. Existen pacientes que usan corsé, y a pesar de ello, la progresión de su curva continúa. Mientras, por otro lado, existen pacientes con AIS que no usan corsé, y no experimentan ninguna progresión de la curva". La Escuela de Medicina de la Universidad de Washington en St. Louis está participando en un estudio para entender la manera en la cual los corsés afectan los diferentes tipos de curvas. Se espera que el estudio aporte respuestas y proporcione una visión del tipo específico de curvaturas en las cuales los corsés son más eficaces. Los investigadores y los profesionales médicos también creen que esto ayudará en una más selectiva prescripción del corsé.

Las investigaciones hasta la fecha no han sido capaces de concluir inequívocamente que utilizar corsé sea una opción de tratamiento efectiva para la escoliosis. El Dr. Stefano Negrini, del Instituto Científico Italiano para la Columna de Milán, reportó junto a sus colegas, que no existe una evidencia que pueda concluir que utilizar corsé sea una opción efectiva. La poca investigación que muestra que el corsé es efectivo tampoco es concluyente en sus resultados.

La mayoría de las personas que se dedican al tratamiento de la escoliosis están esperando un estudió multimillonario de 5 años que está siendo realizado por el Instituto Nacional de Artritis y de Enfermedades Musculo-esqueléticas y de la Piel. Se espera que si este estudio es analizado objetivamente, imparcialmente y acertadamente, responda muchas inquietudes relacionadas con el efecto del uso del corsé y de otros tratamientos para la escoliosis.

Basado en la información disponible que tenemos en la actualidad, no podemos concluir si el uso del corsé es una opción efectiva o no. Hasta ahora, por lo menos, los investigadores no han sido capaces de mostrar de una manera concluyente que llevar un corsé puede mejorar el nivel de la curva, reducir la progresión, prevenir la cirugía o definitivamente ayudar de cualquier manera. Existen tantos factores que afectan a la manera en la cual la escoliosis progresa, que existe poca evidencia que indique que, en los pocos casos en los cuales el uso de un corsé ayudó, fue debido a su uso y no debido a otros factores como los genéticos, nutricionales, fisioterapéuticos o ambientales.

Existen diversos inconvenientes con el uso de un corsé convencional. Para algunas personas son extremadamente incómodos. Son muy evidentes y definitivamente no son aceptados por las mujeres adolescentes. El corsé necesita, obviamente, cubrir completamente el área del pecho. Por esa razón, el cuerpo se ve voluminoso y produce una gran cantidad de incomodidades a la persona que lo lleva. Además, la mayoría de los doctores que prescriben corsés, sugieren que sea llevado al menos 23 horas al día para que sea efectivo. Existe también el riesgo de la claustrofobia del corsé.

A los doctores no les gusta decirlo, pero la presión que el corsé realiza en el cuerpo restringe la movilidad y el movimiento natural. También puede, con el tiempo, debilitar el tronco y generar una atrofia muscular. El cuerpo se acostumbra tanto a utilizar el corsé continuamente que la columna pierde su poder y su fuerza natural. La columna se vuelve menos flexible y puede ser lastimada fácilmente cuando el corsé se retira. La presión constante en la caja torácica puede causar deformidad en el pecho, generando un nivel mayor de complicaciones en la escoliosis.

También hemos hablado de los aspectos fisiológicos de usar un corsé para la corregir escoliosis. Imagínese estar dentro de un molde todo el día y toda la noche. Es peor que vivir en una armadura, ya que ésta se puede quitar después de unas pocas horas, y no se aferra ni coloca presión en el cuerpo constantemente. Un estudio realizado recientemente mostró que el 60% de las personas que usan corsé se sienten discapacitados por el uso del mismo, y el 14% sienten que el corsé es una cicatriz psicológica. ¿Quiere hacerse eso a sí mismo o a su hijo? Es una opción que probablemente le ofrecerán en algún momento, y puede ayudarle recordar estos puntos objetivos antes de decidir llevar un corsé o ponérselo a su hijo.

Otro argumento que apoya la teoría de la ineficacia del corsé, es que los procedimientos quirúrgicos realizados para el tratamiento de la escoliosis no han disminuido. La mayoría de los doctores convencionales usan el corsé para tratar pacientes con escoliosis. Cada año se realizan alrededor de 30.000 cirugías de columna. Aproximadamente una tercera parte se realizan por escoliosis de casos severos. Estos casos no se han reducido en número, y aún se ofrece como la única opción en casos de escoliosis severas.

Aunque es una buena idea estar informado de los pros y contras del uso de un corsé, existen algunos estudios que prueban su eficacia. En ausencia de cualquier otra forma de tratamiento, es la primera terapia que las personas suelen elegir. Sin importar lo que decida después de hablar con el profesional de la salud que lo esté tratando, asegúrese de tomar la decisión después de haber sido informada de todos los pros y los contras de utilizar un corsé, especialmente si ésta es una opción sugerida para un adolescente.

Tipos de cirugías para escoliosis

Existen diferentes clases de procedimientos quirúrgicos desarrollados en casos de escoliosis severas.

Corte transversal de una vertebra después una cirugía para escoliosis

Se instalan tornillos en los pedículos de la columna, y barras de titanio de $\frac{1}{4}$ de pulgada de diámetro enroscadas a través de las cabezas de los tornillos.

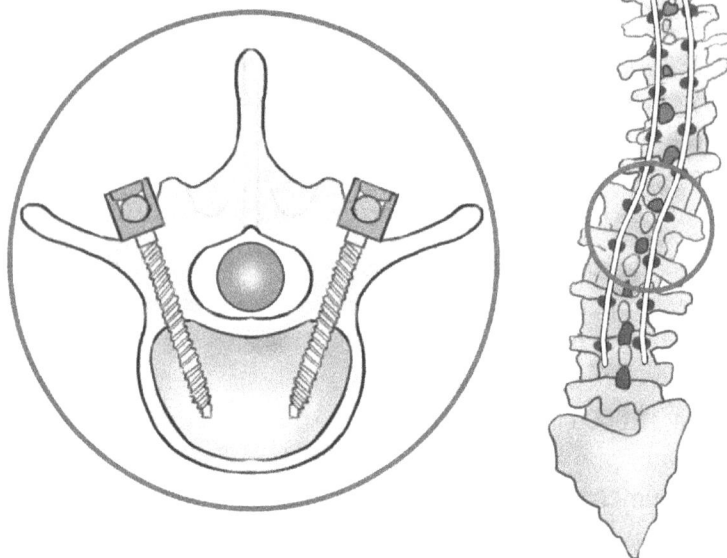

Ejemplo de una técnica quirúrgica mostrando los instrumentos utilizados.

Técnica de Harrington

El procedimiento de Harrington ha sido la técnica más común de todas las utilizadas en las cirugías para escoliosis. Sin embargo, ha sido remplazado por nuevos procedimientos quirúrgicos en los últimos 10 años. En este procedimiento, se usa una varilla de acero que se extiende desde la parte inferior de la curva hasta la parte más alta. Así se ayuda en la fusión de las vértebras en el lugar en el que la corrección lo requiere. Este procedimiento contemplaba también la inserción de clavijas en los huesos, que actuaban como anclas para las varillas que estaban suspendidas.

El cuidado postquirúrgico incluía el uso de un corsé para mantener la postura correcta para una cicatrización apropiada, y el reposo total en cama de tres a seis meses. En la mayoría de los casos la varilla podía ser retirada después de unos pocos años, una vez que había ocurrido la corrección. Pero generalmente no se realizaba, a no ser existiera una infección que lo necesitara.

Existían algunas desventajas evidentes en esta técnica. En algunos casos, este procedimiento fue extremadamente difícil de gestionar en los jóvenes. El descanso completo en cama de tres a seis meses podía detener la vida por un periodo de tiempo considerable. Existe evidencia de un rango de corrección de un 10 a un 25% en la mayoría de los casos, pero el procedimiento no logró corregir la rotación de la columna. Eso significa que la prominencia en las costillas no podía ser corregida. La mayoría de las personas que pasaron por este procedimiento terminaron con el síndrome de espalda plana, principalmente porque la corrección hizo desaparecer la curva natural hacia adentro de la parte inferior de la espalda, llamada lordosis. Con el tiempo este síndrome comenzó a causar problemas al estar de pie. Si usted ha desarrollado el síndrome de espalda plana durante esta cirugía, éste puede causar un dolor adicional en el embarazo. El procedimiento de Harrington también estuvo plagado de complicaciones relacionadas con el fenómeno del cigüeñal. Es una enfermedad que ocurre cuando una parte de la columna continua creciendo después de la fusión parcial de la espalda, y que resulta en el desarrollo de una curvatura, debido a que esto retuerce parcialmente la fusionada columna. A pesar de que esto no ocurre en los adultos, existe una amplia probabilidad de que ocurra entre los niños menores de 11 años.

Procedimiento de Cotrel-Duboussett

Se considera a este procedimiento más efectivo que al procedimiento de Harrington. Está pensado para ser efectivo en la corrección de la curvatura y de la rotación de la columna, y además va un paso más allá que el procedimiento de Harrington. Las posibilidades de generar un síndrome de espalda plana son extremadamente bajas con esta técnica. Se entrecruzan barras paralelas para proveer una mejor estabilidad a las vertebras fusionadas, y el tiempo de recuperación es alrededor de tres semanas.

La gran desventaja de este procedimiento es que la cirugía es extremadamente complicada y difícil de realizar. Hay demasiados vínculos cruzados implicados y son escasos los profesionales entrenados expertos en realizar este tipo de cirugías sin complicaciones.

Instrumentación TSRH (Texas Scottish-Rite Hospital)

El procedimiento TSRH es muy similar al Cotrel-Dubousset. La principal diferencia está en la clase de barras y ganchos que se usan. Son más suaves y tiene una mejor textura en la cirugía TSRH. La textura y la calidad de las barras y tornillos ayudan a que puedan ser retirados posteriormente o reajustados, en cualquier caso la decisión necesita ser tomada unos pocos meses después del procedimiento. Las desventajas de este procedimiento son las mismas que se mencionaron para el procedimiento de Cotrel-Dubousset.

Instrumentación de Luque

Este es otro procedimiento que han usado los cirujanos en el tratamiento de la escoliosis. Es un proceso que puede ayudar a mantener la curva hacia adentro en la parte inferior de la espalda. La idea era crear un procedimiento tan eficaz que no se necesitara el uso de corsés después de la cirugía. Sin embargo, se vio que sin el uso de corsés, la corrección que se había logrado, después de la cirugía se reducía con el tiempo. La instrumentación WSSI (Wisconsin Segmental Spine Instrumentation) es un procedimiento que se utiliza en algunos casos, pero parece tener todos los contras de los procedimientos de Luque y de Harrington.

La toracoplastia es otro procedimiento que se ha tornado extremadamente popular por estos días. Sin embargo, es un procedimiento que parece reducir la prominencia de las costillas que ocurre tan a menudo en casos de escoliosis. Algunas veces se realiza junto con la fusión espinal. La cirugía genera mucho dolor en las costillas después de que ésta se ha realizado, y sumado a lo anterior, existe un alto riesgo de que la función pulmonar se reduzca. Cuando este procedimiento se realiza acompañado de fusión espinal, se puede incrementar el tiempo para completar la cirugía. Ello conlleva gran pérdida sanguínea y anestesia prolongada. Se ha visto, además, que es una cirugía que puede incluso causar algunas veces la punción de la pleura, posibilitando la entrada de aire o sangre a la cavidad torácica.

Comúnmente, los cirujanos han usado la aproximación posterior, y la incisión para realizar la cirugía en la espalda del paciente. Sin embargo, actualmente hay una tendencia a usar la aproximación anterior, en la cual la apertura quirúrgica se realiza a través de la pared del tórax. Esta es una opción que reduce las probabilidades del fenómeno del cigüeñal en comparación con la aproximación posterior. La aproximación anterior también es mejor para corregir curvas en la región toraco-lumbar. La aproximación posterior se usa especialmente en casos en los que la curva sagital necesita ser reducida (en casos de híper-cifosis) y cuando existe una alta probabilidad de infección en los pulmones y en el pecho.

No existe un procedimiento que pueda garantizar el 100% del éxito cuando se trata de cuestiones de salud. Sin embargo, cuando nos sometemos a procedimientos que son invasivos, nos exponemos a las muchas complicaciones que pueden ocurrir. Estudios realizados entre 1993 y 2002 mostraron que las cirugías de escoliosis causaron complicaciones en el 15% de los niños/as y en el 25% de los adultos.

Existe una buena cantidad de pérdida de sangre durante la cirugía, lo que significa que se requiere una gran cantidad de transfusión sanguínea durante el procedimiento. A muchos pacientes se les pide que donen sangre durante el periodo pre-quirúrgico para así compensar la pérdida; algo que puede ser extremadamente estresante si uno ya está preocupado por el procedimiento y el resultado. Se están estudiando técnicas mínimamente invasivas de endoscopia para disminuir la pérdida de sangre durante las cirugías.

Como en cualquier procedimiento quirúrgico, la apertura del cuerpo incrementa las probabilidades de infección. Las infecciones del tracto urinario y las relacionadas con el páncreas son las más comunes. Es esencial una extensa cobertura antibiótica después de la cirugía para asegurar que la prevención de la infección.

Una de las mayores complicaciones de la cirugía de la columna, es la complicación neural. Ocurren en el 1% de los pacientes que se someten a una cirugía. Los pacientes mayores tienen un riesgo mucho más alto de sufrir esta complicación que los pacientes jóvenes. Algunos de los resultados de un daño neural son debilidad muscular y parálisis.

La pseudoartrosis es una complicación de la cirugía de escoliosis por la que la fusión no sana correctamente. Esto causa una pseudo-articulación desarrollada en la columna. Es más común en la aproximación anterior y se sabe que tiene una incidencia del 20%. Esta afección puede ser extremadamente dolorosa e imposible de soportar. El dolor de parte baja de la espalda en esta enfermedad es insoportable y puede llevar a la degeneración del disco con el tiempo. También con el paso del tiempo afecta a la fuerza muscular, la movilidad de la parte inferior del cuerpo y el equilibrio.

Alrededor de dos meses después de la cirugía un porcentaje significativo de adultos jóvenes y niños/as han sufrido problemas pulmonares. Es una complicación que se ha visto en los pacientes con escoliosis secundaria. Otras consideraciones que rodean la corrección quirúrgica de la curva escoliótica incluyen cálculos biliares, pancreatitis, obstrucciones intestinales y otros daños internos que pueden ocurrir debido a ganchos desplazados, roturas o corrosión.

Con el tiempo, estos procedimientos quirúrgicos han sido rediseñados y mejorados para incluir opciones que permitan barras de crecimiento, grapado de cuerpo vertebral e inmovilización espinal anterior. Muchos procedimientos quirúrgicos también dicen ser mínimamente invasivos.

Las complicaciones de un tratamiento quirúrgico para la escoliosis son demasiadas como para ignorarlas. Adicionalmente, hay que considerar el alto costo de la cirugía. El costo de este procedimiento en Estados Unidos es cercano a los $120,000 dólares por operación. Un poco menos de la mitad de los pacientes que van a cirugía se vuelven discapacitados a pesar de la cirugía (o quizá debido a ella) y los restantes parecen regresar a la etapa pre-operativa con un máximo de 22 años. Aunque el coste inicial de la cirugía es sorprendente, se necesita recordar que puede ser, y a menudo lo es, que se necesiten procedimientos de seguimiento que necesitan también ser financiados. Complicaciones como la pérdida de barras, la rotura de los ganchos y otras, necesitan ser reparadas y en la mayoría de los casos requieren procedimientos quirúrgicos adicionales.

¿Se puede imaginar que cerca de un cuarto de las personas que se someten a cirugía parecen tener complicaciones relacionadas con el control motor después de que ésta ha sido realizada? Existen muchas personas que actualmente afirman que las complicaciones que sobrevienen a una cirugía para la escoliosis son mayores y más difíciles de manejar que la misma escoliosis.

Considerando estos hechos, uno obviamente no desea sugerirle a nadie que se decida por esta opción para tratar la escoliosis. No tiene sentido sabiendo que tendrá un alto nivel de complicaciones después de la cirugía y regresará a la etapa pre-quirúrgica después de un tiempo. Sí, existen muchos procedimientos quirúrgicos que dicen ser lo menos posiblemente invasivos. Pero no existe una definición real de que es algo mínimamente invasivo. Además cuando se abre el cuerpo por cualquier tipo de procedimiento quirúrgico independientemente de lo pequeña o delgada sea la apertura, las probabilidades de que aparezcan complicaciones se incrementan. Uno puede incluso asumir este riesgo si sabe que el procedimiento quirúrgico es capaz de corregir la enfermedad completamente. Sin embargo, éste no es el caso de la cirugía para la escoliosis.

Tiene la opción de elegir una técnica que pueda ayudarle a tratar su escoliosis de una manera mejor. No sólo le ayudará en la gestión integral de la enfermedad, también le asegurará que no tome altas dosis de drogas que pueden dañar su sistema. Si quiere corregir en alguna medida su escoliosis antes de concebir, piense detenidamente antes de elegir la cirugía como opción. Esta opción sólo la llevará al debilitamiento de su sistema; algo que no desea cuando se está preparando para alojar a un bebé dentro de usted.

La cirugía requerirá que pase un amplio periodo de tiempo en cama antes de que pueda incluso pensar en levantarse. Esto no puede hacerse un año antes de que planee tener un bebé. Lo que esto significa es que, considerar la corrección quirúrgica antes de quedar embarazada no es una muy buena idea. No sólo puede generar complicaciones que pueden echar a perder sus probabilidades de tener un bebé en los años próximos, también le puede causar complicaciones que pueden afectar a su vida.

Después de haber leído todos los detalles sobre las complicaciones de la cirugía y el alto riesgo que conlleva y sumado a la falta de garantía de la corrección, recuerde que en caso de que su hijo/a sea diagnosticado/a con escoliosis cuando crezca, usted debe tomar una decisión informada, considerando la cirugía como una opción para él o para ella. De hecho, tome nota de ello y consulte las diferentes terapias de nutrición y ejercicio que puede usar para prevenir la aparición y la progresión de la escoliosis. Recuerde lo que ha leído sobre el uso de un corsé. Lo más probable es que no sea la mejor opción por la que quiera pasar y no es algo que deba elegir para su hijo/a, ya que es un tratamiento riguroso y debilitante .

Existen otros métodos que no incorporan drogas, el uso de un corsé o cirugía y que, sin embargo, han ayudado en la resolución de las complicaciones relacionadas con la escoliosis. El método de fisioterapia llamado Schroth ha mostrado algo de éxito. Ha sido usado desde 1920 y se desarrolló en Alemania por alguien quien sufrió de escoliosis - Katharina Schroth. Se afirma que este grupo de ejercicios desarrollados en un programa, han sido capaces de ayudar a las curvas escolióticas en un 10%. Sumado a la fisioterapia, es también esencial que aquellos que padezcan una escoliosis que impida su trabajo normal deben asistir a terapia ocupacional. Normalmente éste es el caso de la escoliosis severa. Si tiene un caso severo de escoliosis y siente que no es capaz de manejar su vida, debe contactar con un terapeuta ocupacional para estudiar cómo pueden ayudarle. Es probable que haya una evaluación, una intervención y después del diagnóstico, comience la terapia.

La revista Musculoskeletal Disorders informó sobre un estudio en septiembre de 2004 realizado por Mark Morningstar, D.C., Dennis Woggon, D.C., y Gary Lawrence, D.C. En el estudio, se estudió a 22 pacientes con un ángulo de Cobb entre 15 y 52 grados. Estos sujetos fueron sometidos a protocolos de rehabilitación que incluían ajustes, ejercicios, vibración y estimulación y entre otros. Entre las 19 personas que completaron el estudio, se produjo una reducción promedio del 62% y ninguno de los pacientes mostró un incremento de la curva. Claramente el estudio demostró que hay maneras y formas de tratamiento de la escoliosis de manera segura con terapia, ejercicio y rehabilitación.

Como aspirante a mamá, debe darse cuenta de que las decisiones que tome afectarán a su bebe en muchas maneras. Por lo tanto, necesita estar segura de tratar su escoliosis de manera natural y sin ningún riesgo para su sistema.

La única cosa que sabemos con seguridad sobre la escoliosis es que es hereditaria. El grupo de James W Ogilvie ha descubierto dos marcadores genéticos, 2 loci genéticos importantes y 12 loci menores que pueden ayudarnos a entender el desarrollo y la progresión de la escoliosis. Esto significa que conocemos la predisposición hereditaria hacia la escoliosis y la manera en que parece progresar. Y como conocemos esto, podemos personalizar los regímenes para tratar esta progresión.

La mayoría de las veces, los métodos convencionales no funcionan debido a que atacan los síntomas y no la causa de la enfermedad. Este es el caso de todas las opciones de tratamientos médicos que no tratan al individuo, y tratan en su lugar únicamente a la curva. Es importante que cualquier tratamiento sea individualizado según los factores bioquímicos, neurológicos y metabólicos que constituyen el sistema humano como esta demostrado en mi primer libro, "Su Plan para la Prevención y el Tratamiento Natural de la Escoliosis". Un tratamiento efectivo no es uno que sea común para todos los pacientes; un tratamiento apropiado que le traerá resultados es aquel en el que la especificación individual de la curva, los factores de su estilo de vida, la nutrición y otros diversos factores sean tenidos en cuenta para crear un tratamiento integral personalizado que involucre modificaciones en la dieta, el ejercicio y el estilo de vida, y así usted será capaz de tratar la enfermedad y no únicamente los síntomas.

Cuando visita al doctor, está visitando a un profesional entrenado para saber qué recetarle y con toda probabilidad, su madre, hermanos o amigos fueron al doctor con los mismos síntomas, y terminaron con las mismas prescripciones. La mayoría de los medicamentos que consume le ayudarán a sentirse mejor, debido a que reducen la severidad de los síntomas. Esto es así para las dolencias causadas por la gripe, fiebre, resfriados comunes y dolores de cabeza, hasta enfermedades del corazón y escoliosis. Cuando trata los síntomas y los suprime, le esta diciendo a su cuerpo que quiere ignorar las señales que le esta dando. Los síntomas no son más que la manera en la que el cuerpo se comunica con usted y le dice que algo está mal y que necesita ser atendido. Si usa el método de "la cura rápida" y el "matemos al mensajero" no podrá resolver los problemas completamente.

El punto de vista que tienen la mayoría de las personas en relación con la salud del cuerpo es unidimensional. Miran los síntomas y luego se van a buscar las maneras y las formas para suprimirlos. Este es un acercamiento netamente biológico.

Por otro lado, para conseguir un enfoque más holístico, es que el profesional médico debe entender completamente al paciente. Esto significa comprender los desequilibrios fundamentales que existen en el cuerpo y tratar de eliminarlos completamente. Este libro esta diseñado para hacer precisamente eso. La intención es ayudar a aquellas mujeres que tienen escoliosis, para que puedan tener un embarazo saludable sin necesidad de drogas u opciones quirúrgicas antes de quedar en cinta.

CAPÍTULO 7

Prepaparandose para un embarazo saludable

on o sin escoliosis, la preparación para un embarazo es una tarea que requiere de extrema una responsabilidad. Está decidiendo traer a otro ser humano a este mundo y es su responsabilidad hacer todo lo que está en su mano para asegurar que el niño esté sano. Además, usted debe por sí misma tomar ciertas medidas con el fin de asegurarse de que su embarazo es seguro y no tenga incidentes en la medida de lo posible.

Es importante planificar bien antes de su embarazo. Si lo hace, puede garantizar que los nueve meses completos se lleven a cabo con éxito. La planificación también es importante, porque un gran número de órganos del bebé empiezan a formarse en las primeras semanas. Esto significa que su bebé comienza a desarrollarse, incluso antes de saber que está embarazada. Si planifica su embarazo, es probable que tenga un periodo de concepción más fácil y pueda reducir las complicaciones que surgen generalmente durante la primera etapa. También será capaz de recuperarse más rápidamente del proceso de parto y minimizar el riesgo de que su bebé adquiera cualquier tipo de problema de salud, incluyendo escoliosis.

El noventa por ciento de las parejas que intentan concebir lo hacen en cuestión de 12 meses. Por lo tanto, es importante que renuncie a todos sus vicios y se prepare para recibir un nuevo ser humano en el mundo. Al mismo tiempo, si toma un poco más de tiempo para concebir, no escuche los diversos mitos que rodean el embarazo y la escoliosis. Para quedar embarazada no hay un interruptor que pueda encender y apagar, no hay píldora mágica que pueda ayudarle a concebir.

El proceso toma su propia secuencia natural y tiempo, es mejor tomar los tradicionales principios de contar la fecha de ovulación, en lugar de recurrir a un procedimiento quirúrgico o tomar píldoras.

La mayoría de las píldoras es probable que aumenten sólo los niveles de químicos en el cuerpo conduciendo más adelante a problemas. Los procedimientos quirúrgicos no sólo son caros, sino que también pueden dejar su cuerpo débil e incapaz de llevar el embarazo de manera eficiente. Además, no hay procedimientos que garanticen la concepción en personas que tienen escoliosis, o en el caso de quienes no la poseen.

Antes de empezar a entender lo que se debe hacer para aumentar las posibilidades de concepción, necesita saber cómo funciona la fertilidad. Katie Singer, que ha estado enseñando sobre fertilidad desde 1997, ha llegado a concluir que, siguiendo varios pasos en orden, se pueden aumentar las posibilidades de concepción. De hecho, afirma que se ha encontrado que si se hacen apropiadamente, el método de gráficos de temperatura es tan eficaz como los tratamientos hormonales, pero sin ninguno de los efectos secundarios.

Es importante que entienda la fertilidad antes de intentar utilizar varios métodos para mejorarla. El cuerpo de la mujer se mueve a través de ciclos de frío y calor, al igual que la madre Tierra. Los niveles de sequedad y humedad determinan el nivel de fertilidad de una mujer. Si se ha quedado sorprendida al leer esto, acaba de descubrir cómo la fertilidad de la tierra y la fertilidad de una mujer están ligadas. Si conoce la forma en que funciona su cuerpo, puede conocer los momentos en los que es más fértil. Por ejemplo, observando la temperatura durante el día, el flujo vaginal y los cambios en el cuello uterino.

Tal vez le sorprenda saber que el número total de óvulos que una mujer puede producir está decidido cuando el feto alcanza los cuatro meses edad. Hay numerosos folículos en el ovario, la casa de los óvulos, que no han madurado. Al comienzo del período menstrual, cerca de una docena de estos folículos liberan estrógenos. Esto provoca un aumento del sexo, la preparación del útero y la apertura del cuello uterino. El cuerpo también se enfría en esta etapa. Por lo tanto, los signos de la ovulación incluyen un descenso de la temperatura, mientras que las fluctuaciones del fluido vaginal son signos de un período fértil.

También es importante saber que el óvulo maduro dura en el exterior de la trompa de Falopio un día o dos. Dependiendo de si tuvo una relación sexual o no, o de si el flujo cervical en su cuerpo ha sido capaz de mantener el esperma vivo, el ovulo será fecundado o no. Después de esto, los folículos comienzan a producir progesterona que seca el líquido cervical y calienta el cuerpo. El cuello del útero también se cierra en esta etapa y una nueva pared del útero se comienza a preparar, si no ha habido fertilización.

Una de las razones más comunes de retraso de la concepción es el nivel de la grasa que el cuerpo contiene. El nivel de grasa puede dictaminar con facilidad si usted puede quedar embarazada. El nivel de grasa en el cuerpo debe estar dentro de un cierto rango. Demasiada grasa o muy poca grasa en el cuerpo de una mujer puede causar problemas de fertilidad. En algunos casos, en realidad, esto puede causar que el sistema reproductor se detenga por completo causando problemas de infertilidad. Los datos de clínicas de fertilidad asistida muestran que alrededor del 12% de los casos de infertilidad pueden ser resueltos simplemente mediante el control del peso, y alcanzando el nivel óptimo de grasa corporal necesaria para un embarazo saludable.

La cantidad de grasa corporal en el sistema afecta a las posibilidades de concebir con facilidad, porque el cuerpo requiere de estrógenos, una hormona que es fundamental para el proceso reproductivo. Esta hormona se almacena en los tejidos de grasa en el cuerpo. Los niveles bajos de grasa significan que el cuerpo no tiene los niveles adecuados de estrógeno y mayores niveles de grasa indican que el cuerpo almacena un exceso de estrógeno, más de lo que es necesario.

Usted puede controlar sus problemas de peso por su cuenta si desea asegurarse concebir fácilmente. El Índice de Masa Corporal

(IMC) es una medida que puede decir si tiene sobrepeso, peso bajo o tiene el peso óptimo para la altura necesaria para la concepción. El IMC es una herramienta que puede ser utilizada para llegar a la condición de peso, por todos aquellos que están por encima de la edad de 20 años. Las diversas categorías de IMC para las mujeres incluyen:

- Peso bajo — Menor de 18.5
- Normal — 18.5 a 24.9
- Sobrepeso — 25 a 29.9
- Obeso — 30.0 y por encima

Usted puede calcular su índice de masa corporal si conoce su peso y altura. La fórmula para calcular el IMC es el peso / altura al cuadrado. Esta es la fórmula que se puede usar si sabe su peso en kilogramos y la altura en metros. Sin embargo, tendrá que hacer

Por qué ganar peso

Algunas mujeres temen ganar peso. Es importante darse cuenta de que es normal ganar peso durante el embarazo. La siguiente tabla nos señala cómo están distribuidas esas libras extras.

Desglose de su aumento de peso		
(Todos los pesos son aproximados)		
Bebé	7.5 lbs	3.4 kg
Placenta	1.5 lbs	0.7 kg
Liquido Amniótico	1.75 lbs	0.8 kg
Útero	2.0 lbs	0.9 kg
Tejido Mamario	1.0 lb	0.40 kg
Incremento del volumen de la sangre materna	2.75 lbs	1.25 kg
Fluidos en el tejido materno	3.0 lbs	1.35 kg
Depósitos de grasa materna	7.0 lbs	3.2 kg
Promedio Total	26.5 lbs	12.0 kg

algunos ajustes si el cálculo de índice de masa corporal está basado en el sistema inglés que utiliza libras y pulgadas como unidades.

Formula del sistema Inglés del IMC

Peso en libras / [(altura en pulgadas) x (altura en pulgadas)] x 703

Formula Métrica del IMC

Fórmula Métrica: Peso en kilogramos / [(altura en metros) x (altura en metros)]

Una vez conocido el Índice de Masa Corporal, puede saber si entra en la categoría de peso inferior al normal, sobrepeso u obesidad. En caso de que no caiga en el segmento normal del IMC y esté teniendo problemas, lo más probable es que sus problemas con la fertilidad están relacionados con el peso. Es muy común que las personas que sufren de escoliosis tienden al exceso de peso debido a la falta de ejercicio. Aquellos que no han tratado su afección en la consulta con un quiropráctico, pueden darse cuenta de que poco a poco han ganado peso sin realmente darse cuenta de su situación. También hay algunos casos que terminan teniendo sobrepeso debido a una sensación de depresión por padecer escoliosis.

Hay algunas personas que se preocupan mucho por su condición y conscientemente reducen la cantidad de alimento que ingieren. En tales casos, es común entrar en la categoría peso bajo.

Sin embargo, si ha identificado el segmento en el que cae, puede hacer algo para aumentar o disminuir el peso de modo que pueda conseguir llegar hasta el nivel óptimo. También es importante que obtenga la cantidad correcta de grasa en su cuerpo, porque muchos nutrientes que se requieren y se necesitan durante el embarazo se almacenan en las células de grasa.

No hay ninguna razón para ser demasiado cuidadosa con lo que come, con el fin de evitar el aumento de peso. Es el momento de relajarse un poco y dejarse llevar. Comience a comer alimentos sanos que le ayudarán a añadir un poco de buena grasa a su sistema. Supervísese de manera regular, de para no rebasar su objetivo.

Si tiene sobrepeso o es obesa, es probable que tenga altos niveles de estrógeno en su cuerpo. Los altos niveles de la hormona actúan en el cuerpo como un sistema anticonceptivo natural, ya que las mujeres con sobrepeso tienen probabilidades más altas de tener abortos involuntarios.

Se debe hacer referencia especial aquí con respecto al peso de su pareja también. Los hombres que tienen peso bajo o sobrepeso tienden a tener un menor recuento de esperma. Es posible que desee asegurarse de que su pareja no tiene bajo o sobrepeso con el fin de ayudar a una exitosa concepción.

Muchas personas que tienen escoliosis sienten que deberían hacerse una cirugía para la escoliosis antes de pensar en un embarazo. Aunque los procedimientos quirúrgicos pueden aliviar y quitar algunos de los síntomas de la escoliosis, es poco probable que ésta se cure para siempre. Y si decide realizar la cirugía, necesitará esperar por lo menos de seis meses a un año antes de intentar tener un bebé.

La revista clínica de medicina de Cleveland afirmó una vez que la toma por vía oral de anticonceptivos es un método útil para establecer una menstruación regular, sobre todo en las mujeres que tienen Síndrome de Ovarios Poliquísticos (SOP). El hecho es que la anticoncepción oral suprime diversos tipos de funciones que son parte del proceso natural de maduración de los folículos, maduración de los óvulos, emisión de estrógeno y más. La parte triste es que el sangrado que tiene lugar cuando se detiene el uso de la píldora es una especie de "hemorragia de retirada" y no el vertimiento de la pared del útero, como lo es en el caso de las otras mujeres, que están, por otro lado, sanas.

Por supuesto, hay médicos que prescriben anticonceptivos orales como un método de control de la natalidad a pesar de conocer los efectos que tienen en el cuerpo. La atrocidad se pone aún más bizarra cuando se piensa en los diversos fármacos que se administran con el propósito de aumentar la fertilidad. Los medicamentos para la fertilidad estimulan los ovarios y un mayor número de folículos maduran en comparación con la fisiología normal del cuerpo. Esto significa que el nivel de estrógenos que se produce es, aproximadamente, cuatro veces más que los niveles que se alcanzan de forma regular o antes de la medicación.

Un exceso de estas hormonas puede ser extremadamente peligroso para la mujer y el niño que nace a través de dichos medios. Existen efectos secundarios y contraindicaciones enumeradas para los fármacos, pero la impresión de las contraindicaciones es tan diminuta que sería necesario mirar con lupa para poderla leer. El prospecto que viene junto con algunos medicamentos para la fertilidad se coloca a disposición del consumidor sólo cuando éste específicamente lo solicita. La razón es simple, se espera que las compañías farmacéuticas establezcan por ley que el número máximo de ciclos que los medicamentos deben ser usados sea limitado a tres o cuatro veces. Esto es claramente lo que los fabricantes no quieren que los consumidores entiendan. Hay mujeres que han tomado estos medicamentos para la fertilidad por más de 12 ciclos sin saber el daño que se están haciendo a sí mismas.

Sin embargo, usted puede aumentar su fertilidad con diversos medios naturales.

Si siente que la concepción está tomando más tiempo de lo que pensaba, debido a su escoliosis, puede utilizar algunos métodos holísticos conocidos que han ayudado a otras mujeres en la concepción. Estos métodos no usan medicación, productos químicos o cualquier tipo de métodos invasivos que pueden dañar su cuerpo de alguna manera.

Es posible que, si está muy preocupada por su escoliosis y la clase de embarazo que va a tener, tenga dificultades a la hora de concebir. La ansiedad está estrechamente relacionada con la infertilidad y los problemas de concepción. Demasiado estrés y preocupación pueden alterar las sustancias químicas en su cuerpo. La depresión también pueden alterar el balance químico en su sistema y evitar la concepción. Estos son algunos controles que la naturaleza ya ha puesto en marcha. Cuando usted se preocupa excesivamente por algo o cae en la depresión, obviamente no está preparada para cuidar de un nuevo ser humano en el mundo. La naturaleza trata de evitar una situación para que una mujer que no está preparada para cuidar de un bebé conciba.

Cuando esté intentando concebir, trate de mantener lejos sus preocupaciones. Lea este libro de principio a fin y disipe sus temores acerca de atravesar un embarazo a término completo con escoliosis. Visite a su ginecólogo y a su quiropráctico, y formule todas las preguntas que aparezcan en su mente. Relájese y déjese ir. Cuanto más piense en ello, más difícil será concebir. Si está tomando alguna medicación para la ansiedad o antidepresivos debe dejar de hacerlo inmediatamente. Si bien hay algunos médicos que le dirán que es normal tomar estos medicamentos cuando se está tratando de quedar embarazada, recuerde que su bebé comienza a desarrollarse antes de que pueda detectar que lo ha concebido. Los riesgos de estos medicamentos como las benzodiacepinas, tienen como consecuencias defectos de nacimiento, síntomas perinatales, trastornos de comportamiento, la hipotermia, las deficiencias del tono muscular y muchos más. Los métodos que se utilizan para reducir la ansiedad o la depresión deben ser totalmente naturales.

Puede utilizar técnicas de meditación para relajarse. Además, asegúrese de rodearse con gente positiva que no suban sus niveles de ansiedad por hablar de acontecimientos polémicos y negativos. Si se queda en compañía de gente que es positiva, será capaz de mantener la calma. Únase a un foro de mujeres que han pasado por el embarazo con escoliosis, y podrá compartir sus preocupaciones con ellas.

Si tiene la oportunidad de conocer mujeres que han pasado a través del proceso sin ningún problema, su confianza aumentará y se sentirá mejor y más relajada acerca de todo el proceso de concepción y embarazo.

Incluso si se toma más tiempo en concebir del que esperaba, no deje que estas preocupaciones entren en su mente. Permanezca relajada, cuente los días y vuelva a intentarlo. Tiene que intentarlo al menos 12 meses antes de empezar a tomar medidas con respecto a su concepción, si su peso es normal. Recuerde que la escoliosis no tiene nada que ver con la velocidad con la que se concibe.

Si tiene la impresión de que las posiciones durante las relaciones sexuales son sólo una cuestión de cambio, diversión y para mantener el interés entre las parejas, entonces se sorprenderá. Existen posiciones que son mejores para concebir en comparación con otras. Por ejemplo, la mujer en posición superior requiere que los espermatozoides viajen en contra de la gravedad hacia el óvulo. Obviamente no es la mejor posición para tener sexo cuando se está tratando de concebir. La posición del misionero con el hombre en la parte superior es la mejor posición para utilizar cuando usted está intentando concebir. También es importante que se acueste en la cama después de haber terminado el coito. De tiempo suficiente para que los espermatozoides puedan viajar hacia el óvulo. No tenga prisa por levantarse y bañarse. De hecho, coloque una almohada debajo de las caderas para facilitar el camino de los espermatozoides hacia el óvulo.

Si tiene la oportunidad de conocer mujeres que han pasado a través del proceso sin ningún problema, su confianza aumentará y se sentirá mejor y más relajada acerca de todo el proceso de concepción y embarazo.

Incluso si se toma más tiempo en concebir del que esperaba, no deje que estas preocupaciones entren en su mente. Permanezca relajada, cuente los días y vuelva a intentarlo. Tiene que intentarlo al menos 12 meses antes de empezar a tomar medidas con respecto a su concepción, si su peso es normal. Recuerde que la escoliosis no tiene nada que ver con la velocidad con la que se concibe.

Si tiene la impresión de que las posiciones durante las relaciones sexuales son sólo una cuestión de cambio, diversión y para mantener el interés entre las parejas, entonces se sorprenderá. Existen posiciones que son mejores para concebir en comparación con otras. Por ejemplo, la mujer en posición superior requiere que los espermatozoides viajen en contra de la gravedad hacia el óvulo. Obviamente no es la mejor posición para tener sexo cuando se está tratando de concebir. La posición del misionero con el hombre en la parte superior es la mejor posición para utilizar cuando usted está intentando concebir. También es importante que se acueste en la cama después de haber terminado el coito. De tiempo suficiente para que los espermatozoides puedan viajar hacia el óvulo. No tenga prisa por levantarse y bañarse. De hecho, coloque una almohada debajo de las caderas para facilitar el camino de los espermatozoides hacia el óvulo.

Los vegetales de hojas verdes y los jugos de fruta fresca son conocidos por nutrir el sistema reproductivo. Aunque usted esté tratando de concebir, no es recomendable que los consuma como un conejo. Abstenerse de relaciones sexuales frecuentes puede ayudar a que su pareja produzca un semen saludable y resistente ¡que puede viajar por todo el camino del útero sin rendirse!

Asegúrese de que su pareja esta haciendo su parte en el intento de tener un bebé. Si su pareja fuma, asegúrese de que deje dicho hábito y/o de consumir cualquier droga ilegal que esté usando. Llevar bóxer es relativamente mejor que usar calzoncillos; aflojarse los pantalones es mejor que usar jeans ajustados, asegura que los testículos estén más frescos y, mientras estén lo más lejos posible del cuerpo podrán producir más semen. Muchas culturas orientales pensaban que el hombre también necesitaba una dieta rica en nutrientes para concebir y estaban en lo cierto.

El hígado, el pimiento rojo, la zanahoria, la avena y el albaricoque contienen cantidades adecuadas de vitamina A, que ayuda a aumentar la cantidad de semen. Heidi Murkoff menciona en su popular libro "Qué esperar cuando estás esperando" que la deficiencia de vitamina A está ligada a un bajo recuento de esperma, además de reducir la fertilidad masculina. Otras comidas que pueden ayudarle a incrementar los niveles de vitamina A de manera natural, son: lechuga, espinaca, batata y brócoli. La vitamina C, además, afecta la motilidad y la viabilidad. Los antioxidantes contenidos en los espárragos, los guisantes, los tomates cocidos y las fresas, pueden incluso ayudar aumentando la cantidad de esperma o semen.

Los hombres pueden terminar con niveles bajos de testosterona debido a niveles bajos de zinc o plomo, que también puede reducir la cantidad de esperma. Los niveles altos de folato no solo son importantes para las mujeres, sino también para los hombres debido a que unos niveles muy bajos de este componente pueden producir un buen número de anomalías en los cromosomas.

No considere el proceso de hacer un bebé como una tarea. Es algo que necesita disfrutar con su pareja, a pesar de los cálculos y la planificación. Así que, vístase para él y haga algo especial, porque se conoce que las mujeres que disfrutan de sus parejas son unas mejores receptoras de esperma.

Intente hacerlo en la oscuridad para reducir la producción de melanina, una hormona que puede regular a otras hormonas reproductivas. Esta puede algunas veces afectar su ciclo menstrual para ayudar a la concepción.

Al igual que su mente, su cuerpo también necesita estar listo para el bebé. Esto quiere decir que usted necesita preparar unas bases sólidas para recibir a ese nuevo ser. Mientras existen algunas cosas que tiene que evitar, existen otras que tiene que incluir en su estilo de vida para estar preparada. Una buena parte de ello está relacionado con la dieta y el nivel de actividad que usted realiza cada día. He aquí algunas de las cosas que debe incluir y excluir de su dieta y actividades cuando usted se está preparando para el embarazo.

Cosas a incluir:

1. *Multivitamínicos* — Es una buena idea comenzar tomando multivitamínicos cuando usted decide intentar tener un bebé. Es importante que reciba las vitaminas de comidas completas y naturales, ya que así se maximiza lo que absorbe. Cuando el cuerpo reconoce la comida natural que usted consume, este comienza a absorber las vitaminas que se encuentran en la comida de una manera mucho más eficiente que cuando usted las consume en forma de píldoras concentradas. Las vitaminas y suplementos convencionales son aislados de químicos que no tienen la salubridad y los beneficios de los suplementos naturales.

2. **Folato** — El ácido fólico es conocido por promover el desarrollo neural en el feto.

3. **Grasa** — Se requieren relativamente mayores niveles de grasa en el cuerpo para prepararse para el embarazo. Esto es, sin embargo, muy importante cuando de una u otra manera, no tiene sobrepeso. Los productos diarios saturados de grasa son conocidos por mejorar la fertilidad. Es aconsejable que use algo de mantequilla para darle sabor a sus comidas en lugar de usar margarina o aceites vegetales. Otra opinión saludable en relación con la grasa incluye el aceite de oliva y el aceite de coco.

4. **Proteínas** — Unos niveles adecuados de proteína pueden comenzar a preparar su cuerpo para el momento en que usted necesite toda la proteína que pueda obtener para él bebe. En esta etapa del desarrollo, la proteína es un nutriente esencial que necesita proporcionar a su bebé. Pescado, alubias y huevos son una gran fuente de proteína durante el embarazo.

5. **Aceite de hígado de bacalao** — Este es uno de los ingredientes en el que han creído tanto las sociedades tradicionales como las orientales. El conocimiento tradicional dice que el aceite de pescado se usaba cuando había problemas de fertilidad. Estudios recientes han mostrado también que el aceite de hígado de bacalao ayuda a incrementar los fluidos fértiles, asegurando embarazos más saludables y también produciendo una leche materna más rica y saludable.

6. **Zinc** — El zinc es conocido por ser muy beneficioso para las mujeres con escoliosis. Es también un elemento que su pareja querrá incluir en su dieta. El zinc contribuye significativamente a la fertilidad masculina; una de las mejores fuentes de zinc son los mariscos.

7. **Los líquidos** — Aumente el consumo de fluidos, pero asegúrese que sean los adecuados. Consuma mucha agua, sopas, tés herbales, leche y su cuerpo estará limpio y libre de tóxicos.

Cosas a excluir

1. ***Cafeína*** — La cafeína ha sido asociada con endometriosis; la presencia de un endometrio que cause dolor premenstrual y dismenorrea. Esto es algo que su compañero debe también dejar para asegurar que su esperma sea saludable.

2. ***Alcohol*** — Si bien un pequeño trago de vez en cuando puede que no perjudique sus habilidades para concebir, se ha visto que niveles moderados de alcohol pueden impedir la producción de estrógeno. Un estudio reveló que si usted reduce la cantidad de alcohol que consume a menos de 5 bebidas por semana, las oportunidades de concebir se pueden incrementar significativamente.

3. ***Nicotina*** — Absolutamente no-no. Se conoce que fumar destruye los óvulos y en caso de concebir utilizando uno de ellos, dañado por los niveles de nicotina presentes en su cuerpo, puede tener un niño con trastornos congénitos. Si usted es fumadora, déjelo ya y manténgase alejada del cigarrillo por lo menos tres meses antes de empezar a pensar en concebir.

4. ***Drogas*** — Aquí no nos referimos a las drogas callejeras que todos sabemos que son dañinas para el cuerpo. Nos referimos a cualquier medicación que usted pueda estar tomando. Si está tomando cualquier clase de medicación por cualquier razón, debe comentar esto con su ginecólogo y asegurarse de que es seguro para el bebé que usted está planeando concebir.

Después de haber realizado lo anterior, si aun tiene problemas para concebir, existen unos pasos específicos que puede seguir para asegurar que el esperma llegue a los óvulos cuando se de la ovulación. Puede hacerle sentir que está siendo calculadora al respecto, pero necesitará realizar unos pasos específicos hacia la concepción. Existen algunos signos que le contaremos cuando esté casi lista para ovular o ya haya ovulado, así sabrá cuando es el momento correcto para ir por su objetivo.

Puede usar un termómetro especial para medir su temperatura basal. Estos termómetros especiales pueden ayudarle a monitorizar pequeños cambios en la temperatura. Mantenga un registro en el cual anote la temperatura todos los días. Es probable que su temperatura sea más baja de lo normal unos pocos días antes de comenzar a ovular. Una vez ovule, la temperatura de su cuerpo comenzará a crecer y se mantendrá mas alta antes de comenzar a bajar de nuevo previo al próximo ciclo. Asegúrese de tomar la temperatura a la misma hora todos los días para que las variaciones diurnas de la temperatura no afecten los resultados.

El fluido cervical es otra cosa que puede controlar para saber cuando está cercana a ovular. Tome un pañuelo de papel y limpie el área vaginal para chequear el fluido cervical. Cuando se aproxime a la ovulación, el fluido se volverá más lechoso y cremoso y después se tornará resbaladizo como un huevo blanco. Este es el momento en el que usted está próxima a ovular.

Diríjase a la cama cuando note signos que le digan que la ovulación ha ocurrido. Estos son los mejores días para asegurar la concepción. Apenas comience a poner en práctica estos consejos para incrementar sus oportunidades de quedar embarazada, asegúrese de seguir la dieta mencionada arriba, lleve su peso a su rango normal y realice el suficiente ejercicio para mejorar la circulación hacia sus órganos reproductivos. Comenzar una rutina de yoga pre-natal puede también ayudar a su cuerpo a prepararse para el bebé. También la relajará y así podrá disfrutar del proceso de quedar embarazada en lugar de hacerlo como una tarea.

Asistir a una clínica de fertilidad o a un doctor no es lo primero que debe hacer si no logra quedar embarazada; de hecho debe tener en cuenta que a la mayoría de las mujeres les toma un año quedar embarazadas y por lo tanto toman la decisión de visitar una clínica de fertilidad únicamente después de que han intentado todo y continúan con las practicas mencionadas arriba por al menos un año. Concebir de manera natural es posible también para usted, y su problema de escoliosis no impedirá la concepción. No se preocupe si le está llevando mucho tiempo quedar embarazada.

Si ya ha visto a un doctor especialista en fertilidad, tenga a su mano algunos test básicos de fertilidad ya realizados. Estos incluirán un recuento de esperma de su pareja. Solicite todos los test no invasivos que pueda antes de lanzarse a probar cualquier cosa.

Por último, pero no menos importante, debe asegurarse de estar emocionalmente y financieramente preparada para el bebé. Estos son consejos básicos que debe tener en cuenta cuando trae un bebé a este mundo. Debe estar en una posición de dar gran parte de su tiempo, amor, cuidado, así como de su comodidad.

CAPÍTULO 8

Ahora que está embarazada: El primer trimestre

D arse cuenta de que está embarazada puede ser un una gran alegría. Habrá algunas cosas que esperará y la anticipación de la llegada de una nueva vida los llenará a todos de alegría en la casa. Asegúrese de disfrutar este tiempo y de sentirlo al máximo.

Existen muchos signos de embarazo de los que debe estar alerta. Son señales que le harán pensar en esta dirección, así que debe realizarse un test de embarazo casero o en una clínica para confirmar oficialmente sus sospechas. He aquí algunos signos temprano de embarazo a tener en cuenta.

- **Amenorrea** — Esta es la señal más común de embarazo y hace referencia a la ausencia de periodo menstrual, algunas veces este se puede interrumpir debido a un exceso de viajes, fatiga, desordenes hormonales, pérdida extrema de peso o cuando se retira la píldora.

- **Encontrarse mal por la mañana** — Se presenta con nauseas que pueden o no, ir acompañadas de vómito. Aunque hablamos de encontrarse mal por la mañana, puede ocurrir en cualquier momento del día. Las mujeres pueden desarrollar estos síntomas en cualquier momento entre la segunda y la octava semana de embarazo. Las nauseas también pueden ser causadas por intoxicación alimentaria, estrés emocional u otra enfermedad.

• **Orina frecuente** — Puede comenzar tan temprano como a las dos o tres semanas después de la concepción; la orina frecuente es otro signo de embarazo. También puede deberse a diabetes, estrés, o a una infección del tracto urinario.

• **Hormigueo o inflamación de los pechos** — Los senos comienzan a cambiar casi tan rápido como se da la concepción.

Otros síntomas de embarazo que puede notar en el primer trimestre incluyen el oscurecimiento de la areola o del área oscura alrededor de los pezones, líneas azules o rosadas sobre la piel que está encima de los senos y antojos de comida.

La mayoría de las mujeres confirman que están embarazadas con el uso de un test casero de orina. Este es un sencillo kit que puede usar para ratificar si está embarazada o no. El kit indica los resultados que pueden ser interpretados con una nota autoexplicatoria. Este kit casero detecta la presencia de la hormona hCG (gonadotropina coriónica humana) en la orina. Los resultados de una prueba casera son, en la mayoría de las veces acertados, pero si la prueba resulta positiva, es recomendable que vaya a un laboratorio y se realice un test de embarazo para confirmar. Lo parte negativa de una prueba casera es que si está embarazada y la prueba incorrectamente aparece como negativa, su primera visita al doctor se retrasará. Un examen médico confirma el embarazo sin ninguna duda. Este examen médico es probable que incluya el examen del útero, que parecería estar alargado, o el examen cervical, en la cual este parece estar suave y con una textura diferente.

Con el embarazo, viene una gran responsabilidad. Siente que necesita hacer todas las cosas correctas para no lastimar al feto de ninguna manera. Es un hecho que su cuerpo está experimentando muchos cambios. De hecho, en el momento en que usted sea consciente de que está embarazada, ya es probable que lo esté de algunas semanas.

Existen muchas cosas que usted necesita hacer, pero antes de comenzar a entender lo específico, es importante que entienda los cambios que su cuerpo está atravesando y qué puede esperar de las diferentes citas con el médico a las que ahora tendrá que ir.

Un buen cuidado materno es una parte extremadamente importante del embarazo. Por lo tanto, asegúrese de escoger muy bien a su doctor. Asegúrese de escoger a uno en el que confíe, y con quien se sentirá a gusto discutiendo cada aspecto de su embarazo. Adicionalmente, debe asegurarse de decirle a su ginecólogo/a que padece escoliosis, para que tenga en cuenta en qué situaciones tener cuidado. De hecho, es recomendable presentarle su ginecólogo a su quiropráctico o al profesional que la esté tratando su escoliosis, para que puedan comparar observaciones y llegar a la mejor opinión en términos de nutrición, ejercicios y cuidado prenatal.

Sin importar que parezca muy temprano, debe intentar conversar sobre la variedad de opciones de parto para que se comience a preparar para ese momento. Considere tener un parto en salas de parto, en sillas de parto, un parto en el agua o un parto en casa. El concepto de baño Leboyer es también algo que se está imponiendo en el parto, ya que se asegura el nacimiento en agua con temperatura controlada, sin ser brusco para el niño/a recién nacido. Las luces en el cuarto de parto están disminuidas, así que es fácil para el bebé realizar la transición del oscuro útero a la luz del mundo. Golpear al bebe en los glúteos tampoco se recomienda en este tipo de parto. El cordón umbilical se mantiene intacto hasta que el bebe y la madre se conozcan por primera vez, y solo se corta después de un rato.

Exploración

Ahora que está embarazada, considerar su historia clínica se convierte en algo muy importante. Algunas de las cosas que debe tener en cuenta incluyen embarazos previos o abortos, estado de salud en general, dieta, niveles de actividad física y la historia de múltiples operaciones de cesárea. Debe también comprobar si el niño tiene el mismo grupo sanguíneo de Rh que usted o no. Un diferente Rh sanguíneo puede generar diversas situaciones durante el parto, por lo que debe estar pendiente de ello. Si usted ha tenido algún episodio de fibromas, endometriosis o insuficiencia de cuello uterino, deberá continuar con constante supervisión por parte de un ginecólogo.

La prueba para el síndrome de Down se realiza en el primer trimestre del embarazo. La prueba utiliza un ultrasonido para chequear cantidades excesivas de fluido detrás de cuello del feto. También se realiza un test sanguíneo para comprobar los niveles de proteína plasmática A y hCG. Esta prueba es realizada entre la semana 10 y la 14 de embarazo. Otra prueba de control que puede considerar incluye el CVS (muestreo de vellosidades coriónicas) que es conocido por ser capaz de detectar mas de 3800 trastornos que se relacionan con el patrimonio genético. Sin embargo, este test requiere que usted proporcione una muestra de células de placenta por vía vaginal.

Cambios en su cuerpo

Durante el primer trimestre, empezará a asumir el hecho de que está embarazada. Si bien puede que no sea evidente, puede continuar experimentando ciertos síntomas que la encaminen a pensar en el embarazo. Algunas de las sensaciones físicas que experimentará incluyen altos niveles de fatiga y de sueño, orina frecuente, nausea, vómitos, acidez e indigestión, antojos de comida y cambios en los senos. Emocionalmente parecerá estar inestable, con cambios de ánimo e irritabilidad.

Apenas entre en el segundo mes, parecerá sentir algún aumento de peso. Las básculas se lo comenzarán a mostrar también. La orina frecuente, las nauseas, los cambios y antojos en la alimentación y la fatiga parecerán continuar. Debe comenzar a tener un flujo vaginal blanquecino y ligeros dolores de cabeza. Algunas mujeres también experimentan debilidad y mareos. Si se está sintiendo débil, debe asegurarse de tener cuidado con ello y no ponerse de pie rápidamente desde una posición de sentada. También debe comenzar a notar que su ropa le queda ajustada en la parte del abdomen.

El tercer mes tiene síntomas similares, pero debe comenzar a tener de vuelta su apetito, y también se dará cuenta que siente ganas de comer más. También es el momento en el que lentamente habrá conseguido estar totalmente en paz con el hecho de que estar embarazada, y acepta los cambios que le están pasando a su cuerpo. Le parecerá que siente una repentina calma y tranquilidad.

Haciendo más cómodo su trabajo

Si usted es una persona trabajadora, es necesario que se asegure de estar cómoda en el trabajo. Asegúrese de tener tiempo para tres comidas diarias bien equilibradas. Su desayuno debe ser ligero y abundante. El dicho de que el desayuno es la comida más importante del día tiene una significancia e importancia incrementadas durante el embarazo. Mantenga alguna comida ligera y saludable en su área de trabajo y así no sentirá hambre, o no trabajará hasta tarde sin nada para picar.

A pesar de las frecuentes ganas de orinar que está experimentando, beba al menos 64 onzas (2 litros) de agua cada día. Si cree que ir a buscar agua fresca cada poco puede ser un problema,   hágase con una bonita botella de mano, y llévela con usted, también durante las reuniones. La ropa cómoda para el embarazo se puede encontrar actualmente con facilidad. Así que tan pronto como sienta que su falda o pantalón le están quedando apretados, invierta un poco en ropa de maternidad y asegúrese de no llevar ropa apretada al trabajo. Sentirse incómoda todo el día no es lo más correcto.

No se mantenga sentada o de pie durante mucho tiempo. Esto se volverá aun más importante según progrese su embarazo, y por lo tanto requiere una nota específica. Si su trabajo involucra estar de pie por largos periodos de tiempo, quizá deba invertir en un pequeño taburete donde pueda poner un pie para disminuir el estrés en su espalda. Si tiene un trabajo de escritorio, tomar descansos cortos para llenar su botella de agua o para ir al baño puede aliviar la presión. Use una silla cómoda para sentarse a trabajar. Si no tiene una silla cómoda, hable con su superior y averigüe si puede conseguir una que sea diseñada ergonómicamente para liberar la presión en la parte baja de la espalda. Si bien esto es algo beneficioso para todas las mujeres embarazadas, es particularmente importante para usted, debido a su escoliosis. Tómese su tiempo para hacer cómoda su área de trabajo.

Evite levantar objetos pesados y manténgase alejada de áreas con presencia de fumadores. Lleve un cepillo de dientes a su trabajo para limpiar sus dientes después de cada comida y, si se encuentra mal por las mañanas, llevar algo de menta y golosinas puede aliviar las nauseas.

Haga uso de sus opciones comunes para salir y tome un día libre simplemente para relajarse. Lleve audífonos al trabajo y escuche música relajante cuando no esté realizando algo que requiera de toda su atención. Escuchar música puede ser extremadamente relajante y bueno para el bebé.

Asegúrese de escuchar cuidadosamente a su cuerpo. Si se siente particularmente cansada en un día específico, intente dejar las cosas iniciadas y ofrezca realizar su trabajo desde casa o compruebe los correos electrónicos desde casa si tiene esa habilidad y fortaleza.

Aborto Espontáneo

La posibilidad de un aborto espontáneo es más alta durante los tres primeros meses. Muchas mujeres no anuncian su embarazo a los demás para mantenerlo como un asunto privado hasta que superan este difícil periodo. Existen varios factores que pueden causar un aborto espontáneo y queda mucho por aprender sobre los factores específicos que lo causan. Son bastante preocupantes, sin embargo, los mitos que están asociados con el aborto espontáneo. El aborto espontáneo no es causado por un problema previo con IUD, una historia de múltiples abortos, estrés emocional temporal, condiciones esqueléticas como la escoliosis, caídas pequeñas o traumas, relaciones sexuales o actividad física a la que esté acostumbrada.

Los factores que no conocemos que pueden incrementar las posibilidades de un aborto espontáneo incluyen: nutrición pobre, consumo de cigarrillo, insuficiencia hormonal, infecciones bacterianas, enfermedades congénitas del corazón, trastornos renales, diabetes e infecciones de la tiroides. Es importante que esté alerta de estos aspectos, para que pueda asegurarse de tomar precauciones extra. Sin embargo, no se preocupe por un calambre ocasional, dolor o alguna pequeña mancha.

Algunos de los posibles signos de un aborto espontáneo incluyen: calambres severos en el centro del abdomen bajo o sangrado. Un signo de alerta es que el dolor no se detiene por un largo periodo de tiempo, como un día completo. Ligeras manchas durante tres días o un fuerte sangrado debe ser consultado con el ginecólogo inmediatamente.

Manejando el estrés

No se deje estresar por el embarazo o cualquier cosa más que pueda afectar a su estado mental. Esto puede causar somnolencia, depresión o ansiedad, nada de esto es bueno para su salud o la de su hijo. El estrés también causa que usted se torne negligente hacia su embarazo y derive en la pérdida del apetito o en el consumo de los alimentos equivocados.

Si está molesta por algo, es una buena idea que lo comente. Asegúrese de continuar comunicándose con su cónyuge acerca de la situación por la que está pasando. Esto es especialmente necesario si su pareja no está notando los cambios que están sucediendo en su cuerpo, por su cuenta. Él necesita entender el nivel de complicaciones y de cambios por los que usted está atravesando en su vida, así él se puede ajustar y participar en ellos. Otras personas con las que puede hablar sobre su situación o preocupaciones, son los miembros de su familia, un amigo, su ginecólogo o alguien más en el que confíe.

Siéntase y piense sobre las razones por las cuales está experimentando estrés. Una buena parte de la batalla en contra del estrés se puede ganar si es capaz de identificar la causa del mismo. Esto significa que será capaz de hacer algo al respecto. Conviva con su estrés si tiene que hacerlo, y asegúrese de usar técnicas de relajación para mantener la calma, si siente que una situación específica está causándole mucho estrés, entonces libérese de ella permanentemente.

Acidez e indigestión

Con la presión que la columna coloca en varias partes de su cuerpo debido a la escoliosis, además del creciente útero, la acidez y la indigestión son muy comunes. La primera cosa que necesita saber es que mientras usted lucha contra la acidez estomacal y la indigestión, su bebé es completamente ajeno al trauma que usted está encarando en esta área. Solo asegúrese de no permitir que esta situación influya en la dieta nutritiva que se supone que consumirá durante este periodo.

Una de las principales razones por las que puede estar padeciendo de acidez es la tendencia que todos tenemos a excedernos en la comida cuando se está embarazada. Aparte de eso, existen también condiciones médicas específicas que pueden causar acidez. Temprano en el embarazo los altos niveles de progesterona y relaxina producidas por el cuerpo tienden a relajar el músculo liso en el tracto gastrointestinal, permitiéndole a la comida devolverse hacia el esófago, causando de este modo acidez y una sensación de distensión abdominal.

Si usted esta soñando con el milagro de que se liberara de su acidez completamente, debe saber que es imposible tener un embarazo sin pasar por esto. De hecho, el proceso digestivo se hace más lento, y ayuda al tracto intestinal a absorber una gran cantidad de nutrientes de la comida que ingiere de una manera más eficiente.

Sin embargo, esto no significa que usted no pueda hacer nada para reducir los síntomas de la acidez o para tratar de prevenir que suceda muy a menudo. Mientras se alimente de manera sana, trate de no ganar mucho peso. Grandes cantidades de peso le generan más presión al estómago y por lo tanto pueden tornarlo más débil para luchar contra la acidez. Es una buena idea que se asegure de que el peso que gane por trimestre este dentro del rango normal. Este debe ser de un total de 25 a 35 libras desde el momento de la concepción hasta el momento del parto. Usted debe ganar entre 1 y 4,5 libras por trimestre y entre 1 y 2 libras cada semana en el segundo y tercer trimestre. Coma en pequeñas cantidades durante el día pero hágalo más frecuente. Esto le permitirá a la comida ser digerida antes de que consuma más alimentos. No ingiera la comida rápidamente. Tómese su tiempo para masticarla y tragarla. Intente identificar las comidas específicas que le causan acidez y elimínelas de su dieta.

No use ropa que le quede apretada en el abdomen, y permanezca en posición vertical después de cada comida durante unas pocas horas. Apóyese en una almohada mientras duerme. Esto es algo que le ayudará según avance hacia los otros trimestres. Si los síntomas son demasiados para soportarlos, busque algún relajante alternativo o natural para el tracto intestinal.

Estreñimiento

Otro problema que es extremadamente común entre las mujeres embarazadas durante el primer trimestre es el estreñimiento. Las hormonas que han causado que sus músculos se relajen también hacen que los músculos del bajo abdomen se vuelvan perezosos, causando dificultad para la eliminación de heces. Aunque esto es un fenómeno normal entre muchas mujeres embarazadas, puede seguir algunos pasos para liberarse de la situación.

Añada grandes cantidades de fibra a su dieta e incluya vegetales frescos, frutas, cereales, y frutos secos. Evite cualquier comida enlatada o procesada. Esta clase de dieta le ayudara no solo a librarse del estreñimiento, es también extremadamente nutritiva para usted en esta etapa. Ingerir una gran cantidad de líquidos le ayudara a luchar contra el estreñimiento de una manera muy agresiva. Limpie su sistema con grandes cantidades de líquidos y no olvide que el agua es extremadamente buena para su salud.

No aguante una urgencia para ir al baño por estar ocupada con algo más. Diríjase al baño cuando lo necesite. Revise los suplementos que está consumiendo. Algunos suplementos de calcio y hierro generan estreñimiento y seguro que querrá hablar esto con su medico tratante en caso de que sienta que le están causando estreñimiento. Hacer ejercicio regularmente puede liberarla de este problema. Sin embargo, dada su afección de escoliosis, asegúrese de referirse al régimen detallado de ejercicios en el capítulo siguiente de este libro, para que así pueda realizar el ejercicio correcto que la pueda beneficiar en su embarazo y no le cause ninguna complicación.

Aumento de peso

Ganar peso extra durante el embarazo cuando además sufre de escoliosis, es fácil. El ejercicio no es lo primero que aparecerá en su mente durante el embarazo, de una u otra manera, con todo lo que está pasando. Y cuando está colmada con la esperanza de manejar su escoliosis, no es algo que quizá quiera mirar hacia adelante junto a su escoliosis. La ganancia excesiva de peso podría causar molestias adicionales a su afección, y por lo tanto se debe evitar a toda costa.

Algo importante que también debe tener en cuenta es que cualquier peso extra que gane no podrá ser perdido. No puede tampoco ajustar el aumento de peso en el próximo trimestre, debido a que su bebé necesita un suplemento constante de nutrientes para crecer. Así que si ha ganado peso extra en el primer trimestre, no puede detenerse en el segundo en relación a la ingesta nutricional. Solo asegúrese de ser cuidadosa en cuanto a comer bien en el próximo trimestre.

El aumento de peso durante el embarazo debe ser óptimo. La cantidad de peso que gane debe estar por encima de 20 libras. Pero un peso excesivo también puede traerle problemas. Idealmente, la cantidad de peso que gane debe estar entre 20 y 35 libras. La tasa de peso a ganar debe ser de 3 a 4 libras aproximadamente en el primer trimestre, 12 a 14 libras en el segundo y 8 a 10 libras en el tercero.

Cambios semanales para vigilar en el primer trimestre

La cuenta de las semanas de gestación comienza en la semana 4, con la primera semana contada desde el día que comenzó su última menstruación. Esto asegura que las fechas sean más precisas. Abajo hay un resumen de algunos de los cambios que verá venir en varias semanas en su primer trimestre de embarazo.

☐ **Semana 4** — Evidentemente, no tiene el periodo, lo que apunta a confirmar su embarazo. Nauseas, vómito, mareo, dolores de cabeza, hinchazón, sensación de estar llena, pérdida de apetito y orina frecuente serán comunes. Algunas mujeres pueden también experimentar un manchado ligero debido a la implantación. Su bebé aun será un embrión y tendrá un tamaño de 1/25 de pulgada, y por lo tanto todavía no estará poniendo ningún tipo de presión sobre su columna.

☐ **Semana 5** — La fatiga aparecerá usualmente en la quinta semana. También habrá cambios hormonales que pueden comenzar a hacerla sentir mas irritable y emocional. Los senos parecerán más sensibles. Dormir con un sostén deportivo puede ayudar. En la mayoría de los casos, empezará a encontrarse mal por la mañana en esta etapa, si es que ya no ha comenzado. Debe comenzar también a acostumbrarse a levantarse para orinar a cada momento.

☐ **Semana 6** — Los síntomas que presenta desde hace tiempo parecen ser más pronunciados en esta semana, mientras su cuerpo trabaja duro para prepararse para el bebé. Antojos por un tipo específico de comida y algunos trastornos en este sentido pueden comenzar. Asegúrese de comenzar a consumir alimentos saludables en cantidades adecuadas, incluso si está experimentando pérdida de apetito. El bebé tendrá alrededor de 0.2 pulgadas desde la coronilla hasta la rabadilla, pero estará acurrucado, así que hacer una medición específica aún es difícil en esta etapa.

☐ **Semana 7** — Además de los síntomas iniciales, debe comenzar a experimentar algo de estreñimiento, secreción vaginal y salivación excesiva. La sensación de vértigo o mareo, más episodios de indigestión, pueden también ser comunes. Esta también es la etapa donde su abdomen comenzará a expandirse, y la ropa apretada puede volverse difícil de llevar. Comience a invertir en ropa de maternidad para facilitar su día a día.

☐ **Semana 8** — El útero tendrá el tamaño de una manzana en esta etapa. Fatiga, hinchazón en los senos, acné y una digestión lenta, continuarán. La digestión lenta causa hinchazón pero también ayuda a una mejor absorción de la comida que consume, así que puede asimilar la mayoría de lo que está comiendo. Es aconsejable consumir comidas pequeñas pero frecuentes y evitar los alimentos grasos.

☐ **Semana 9** — El útero tendrá el tamaño de una manzana en esta etapa. Fatiga, hinchazón en los senos, acné y una digestión lenta, continuarán. La digestión lenta causa hinchazón pero también ayuda a una mejor absorción de la comida que consume, así que puede asimilar la mayoría de lo que está comiendo. Es aconsejable consumir comidas pequeñas pero frecuentes y evitar los alimentos grasos.

☐ **Semana 10** — El útero tendrá el tamaño de una manzana en esta etapa. Fatiga, hinchazón en los senos, acné y una digestión lenta, continuarán. La digestión lenta causa hinchazón pero también ayuda a una mejor absorción de la comida que consume, así que puede asimilar la mayoría de lo que está comiendo. Es aconsejable consumir comidas pequeñas pero frecuentes y evitar los alimentos grasos.

☐ **Semana 11** — El útero tendrá el tamaño de una manzana en esta etapa. Fatiga, hinchazón en los senos, acné y una digestión lenta, continuarán. La digestión lenta causa hinchazón pero también ayuda a una mejor absorción de la comida que consume, así que puede asimilar la mayoría de lo que está comiendo. Es aconsejable consumir comidas pequeñas pero frecuentes y evitar los alimentos grasos.

☐ **Semana 12** — El útero tendrá el tamaño de una manzana en esta etapa. Fatiga, hinchazón en los senos, acné y una digestión lenta, continuarán. La digestión lenta causa hinchazón pero también ayuda a una mejor absorción de la comida que consume, así que puede asimilar la mayoría de lo que está comiendo. Es aconsejable consumir comidas pequeñas pero frecuentes y evitar los alimentos grasos.

CAPÍTULO 9
Cargando el peso: El segundo trimestre

L a llegada del segundo trimestre trae un suspiro de alivio para la mayoría de las mujeres embarazadas debido a que se supone que es el más fácil de los tres trimestres por los que pasará. Sin embargo, para una persona con escoliosis, también implica muchos desafíos. Como se reducirán algunos de los síntomas del primer trimestre, aparecerán nuevos desafíos que necesitará encarar al mismo tiempo que el bebé va creciendo en su interior.

En este momento su útero tendrá el tamaño de un pequeño melón, el bebé que está dentro de usted tendrá un tamaño cercano a cinco pulgadas y pesará cerca del mismo número de onzas. El cuerpo comenzará a crecer a un ritmo tan rápido como el de la cabeza, y por lo tanto las proporciones del bebé comenzarán a parecerse a las proporciones de un ser humano en este trimestre. En el momento en el que usted alcance el final del segundo trimestre, su bebé debe haber alcanzado un tamaño cercano a 12 pulgadas y debe tener 2 libras de peso. En esta etapa su bebé comenzará a moverse y a presionar contra la pared del útero. El hipo fetal, sin embargo, es común y debe ser algo que le ocurra de vez en cuando.

Cambios en el cuerpo

Los síntomas que ha venido experimentando en los últimos tres meses, no parecerán desaparecer inmediatamente cuando inicie el segundo trimestre. Debe aun experimentar algo de fatiga, cansancio y dolor de cabeza ocasionales. La indigestión parecerá continuar. Según vaya ganando peso, comenzará a experimentar algo de sudoración, hinchazón en los tobillos y venas varicosas. En el quinto o sexto mes, pueden también comenzar los calambres en las piernas.

La dificultad cargando él bebe se incrementa tanto como crece el área abdominal. Comenzará a experimentar altos niveles de dolor de espalda según su avance. Es recomendable que no tome analgésicos para aliviar el dolor, que puede ser más fuerte de lo normal a causa de su escoliosis. Use métodos alternativos para la disminución del dolor y de la incomodidad, y continúe realizando los ejercicios que han sido explicados.

Puede también experimentar algún flujo vaginal blanquecino. Este flujo parece incrementarse según avanza el segundo trimestre. Es una parte normal del embarazo por la que no necesita preocuparse. En el final del cuarto mes también comenzará a sentir algún movimiento del feto. Esto puede ser una gran fuente de alegría, apenas sienta que el feto se mueve dentro de usted y que responde a su voz. Sin embargo, podrá hacerla saltar cada vez que presione o empuje en ciertas áreas sensitivas.

El movimiento que usted debe sentir en el feto puede ser experimentado como un retortijón, mariposas en el estomago, un sentimiento creciente o algunas veces como si alguien hubiera golpeado su estómago, dependiendo de la clase específica de movimiento que realice el bebé.

Trabajando hasta el último día

Muchas mujeres piensan que lo mejor es continuar trabajando hasta el último día del embarazo debido a que esto les da la oportunidad de pasar completamente su permiso de maternidad con su hijo. Como esto es algo que usted puede hacer, necesita pensar algunas cosas antes de tomar la decisión. El aspecto más importante de esta decisión es algo que su propio cuerpo puede avisarle. Se ha establecido que no existe ningún problema en trabajar hasta el final, aun si usted tiene un trabajo extenuante. Esto se debe a que las mujeres que tienen un trabajo que requiere que estén de pie la mayoría del tiempo, también tienen cuerpos que están acostumbrados a este tipo de tensión y ejercicio. Escuche a su cuerpo y si siente que necesita un descanso, tome su permiso de maternidad unos pocos días antes de que comience.

La falta de aliento es común entre las mujeres embarazadas en el segundo trimestre. Debido a que las hormonas son las culpables de la sensación continúa de respiraciones cortas, es algo muy leve como para interferir en su rutina diaria, pero podría abstenerla de actividades vigorosas. Por otro lado, si experimenta falta de aliento severa y sus extremidades comienzan a tornarse azules, debe consultar a su médico tratante inmediatamente.

Insomnio

Con la excitación, el estrés y la ansiedad que el embarazo conlleva y un vientre que crece a un ritmo rápido, ponerse al día con el sueño puede convertirse en algo extremadamente difícil. Como estas noches de insomnio le enseñarán como se sentirá en las noches de insomnio que experimentará una vez que nazca el bebé, no necesitará tener un sueño pleno para permitir que el bebé crezca adecuadamente.

Realizar una buena cantidad de ejercicio puede ayudarle a sentirse muy cansada a la hora de dormir. Una buena ejercitación no significa una fuerte rutina que pueda ser perjudicial para su cuerpo, pero sí una que le ayude a relajarse adecuadamente y que prepare a su cuerpo para el parto. Algunos buenos ejercicios incluyen estiramientos, yoga y ejercicios de kegel.

A pesar de la fatiga que pueda estar sintiendo, trate de evitar echarse una siesta a la mitad del día. Esto no significa que no deba tomar tiempos de descanso, y se acueste un rato durante el día. En lugar de esto, vea la televisión en una posición cómoda o léase un libro sobre el embarazo, que la prepare para la llegada de su hijo.

Asegúrese de crear una rutina para ir a la cama que comience a identificar con el sueño. Esta puede comenzar con una cena, que sea consumida sin prisa. No engulla su cena. Cenar con la familia es una muy buena idea pero si no puede asegurar esto, puede sentarse y tener una lenta, pausada y relajada comida. No consuma una cena pesada antes de dormir y asegúrese de tener unas cuantas horas entre la cena y la hora de acostarse. Siga la rutina con un baño caliente o una lectura ligera y use ciertos aromas que puedan hacerla sentir incluso más relajada.

Mantenga un buen ambiente en la habitación en la que esté durmiendo. Asegúrese de que no haya ruido ambiental y de que el aire acondicionado no sea ni muy frío ni muy caliente. Conserve las luces apagadas y asegúrese de no asociar la cama con nada diferente a dormir. Leer en la cama o ver televisión mientras se esta recostando puede alejarlo del sueño. Usar un cómodo colchón es también algo extremadamente esencial. Apóyese en las almohadas para que tenga un buen descanso para su espalda para así eliminar su acidez si este es uno de los síntomas que la están alejando del sueño.

Como beber grandes cantidades de agua es muy recomendable, la necesidad de ir al baño frecuentemente durante la noche puede mantenerla despierta durante largo rato. Trate de limitar la ingesta de líquidos después de las 6 de la tarde para reducir los viajes nocturnos hacia el baño.

Si usted es alguien que suele dormir sobre su estómago, dormir embarazada puede resultarle extremadamente difícil. Es una situación traumática debido a que nunca está cómoda a no ser de la manera en la que ha estado acostumbrada. De hecho, dormir sobre la espalda no es una posición recomendada para usted debido a que genera mucha presión en la parte baja de su espalda, causando dolor en la misma. La mejor posición para dormir es descansar sobre un lado. Puede cruzar una pierna sobre la otra y ubicar una almohada entre ellas para un máximo confort.

Dolor de espalda

Sumado a su escoliosis, su cuerpo está sufriendo muchos cambios que pueden causar dolores de espalda. Las articulaciones del área pélvica que por lo general son muy estables, comienzan a aflojarse para preparar un canal más amplio y fácil para el bebé. Además, el abdomen muy grande puede causar mucho dolor en la parte baja y alta de la espalda. Cuando echa sus hombros hacia atrás para mantener el equilibrio, pone mucha presión sobre la parte baja de la espalda causando un exceso de tensión.

Hacer todo lo que pueda para prevenir este tipo de dolor es la mejor opción. Lo primero que necesita entender es que un excesivo dolor de espalda no es una opción con la que vivir. Debe asegurarse de hacer todo lo que este a su alcance para ganar la cantidad adecuada de peso que debe tener durante el embarazo. No se vaya al otro lado y reduzca la cantidad de nutrientes que se supone que debe consumir. Pero es cierto, no existe duda sobre el hecho de que ganar peso extra, más allá de lo que debe ser idealmente, no es un bueno para usted.

Asegúrese de mantener una buena postura y no flexionarse tanto cuando trabaje en el ordenador. Tenga cuidado al doblar su espalda y asegúrese de doblar las rodillas cuando vaya a levantar algo desde el suelo. Los movimientos abruptos deben ser evitados en cualquier momento y trate de usar sus brazos para levantarse en lugar de su espalda. Siéntese siempre cómodamente en una silla que le proporcione un buen soporte para la parte baja de su espalda. Colóquese de pie de vez en cuando, ya que sentarse en una posición durante largo rato puede causarle altos niveles de dolor de espalda.

Llevar tacones altos no es bueno cuando está embarazada. Mantenga sus tacones de aguja e incluso tacones moderados en el armario y asegúrese de que estos estén allí por un largo tiempo hasta que regrese a su peso pre-embarazo después del parto. Si está teniendo problemas por un alto peso, compruebe con su doctor si puede llevar un soporte para maternidad.

El descanso del dolor de espalda puede ser obtenido usando de manera alternativa paños calientes y fríos. Use un paquete frío durante unos 15 minutos, y después coloque una toalla caliente durante 15 minutos. Visitar a un quiropráctico o a un fisioterapeuta puede ser una buena idea para eliminar el dolor.

Placenta de baja altitud

Para hacer espacio para que el bebé crezca, la placenta también se mueve alrededor de su abdomen. Se estima que cerca del 20 al 30% de las mujeres tienen la placenta en la parte baja del abdomen en el segundo trimestre. Esta condición se llama placenta previa. Sin embargo, no existe necesidad de preocuparse por esto muy temprano, debido a que la placenta se continua moviendo y se puede mover hacia arriba en la mayoría de los casos.

Aceptando el dolor del parto y preparándose para él

Ya sea que se trate de un parto para alguien que no tenga escoliosis o para alguien que si la padezca, el dolor del parto es algo que una mujer embarazada debe aceptar y con lo que se debe relacionar. Existen algunas mujeres que prefieren no saber nada de antemano sobre el dolor que podrían sufrir durante el proceso. A pesar de que esto las pueda mantener menos ansiosas por algún tiempo, el hecho es que probablemente no estarían preparadas para las diferentes eventualidades que pueden surgir.

Una opción mejor es prepararse para lo que está a punto de pasar y ganar experiencia sobre las diferentes eventualidades que pueden surgir durante el nacimiento del niño. Esta preparación involucra preparar cuerpo y mente para el proceso del parto.

Lo primero que necesita hacer es educarse sobre los procedimientos del parto. No todas las personas tienen tiempo para ir a clases de educación y si usted es una de ellas, entonces alistarse tanto como usted pueda le ayudará inmensamente. No se limite únicamente a leer, haga algo al respecto. Asegúrese de realizar los ejercicios prenatales de respiración y los ejercicios de kegel para que su cuerpo este más flexible durante este proceso.

Si bien no se puede negar el dolor del parto, existen algunos lados positivos de todo esto. Primero, el parto no puede ser para siempre y por lo tanto usted sabe que terminará. El trabajo de parto se extiende entre 12 y 14 horas y solo unas pocas horas ya son muy incómodas. La otra cosa es que existe un propósito definido para este dolor y cuando sostenga a su bebé en sus brazos, parecerá olvidar el trauma inmediatamente. Mientras está viviendo el dolor, perder de vista ese propósito es muy natural y no es algo por lo que deba sentirse culpable.

No trate de ser el epítome de la tolerancia y decida hacerlo a su manera. Es una muy buena idea que alguien seque su frente, masajee su espalda, le de trocitos de hielo y la mantenga calmada y respirando correctamente.

No trate de ser una mártir rechazando los analgésicos por completo. Si esto es algo que usted siente muy fuertemente, entonces hable con su doctor y realice sus preferencias, conozca al médico que va a atender su parto.

Recuerde que no existe un test que pueda pasar o fallar. No será nombrada la mejor mamá del año si tiene un parto vaginal o sin medicación – existen muchos métodos para dar a luz a su bebé y que tenga escoliosis no le impide elegir entre las diferentes opciones de parto disponibles.

Clase de parto

Las clases para el parto tienen muchos beneficios. Existen muchas clases que tomarán en consideración su escoliosis y le recomendarán los mejores ejercicios para su caso. Compruebe con su quiropráctico si él tiene una clase específica que pueda recomendarle. En caso de que no pueda encontrar una clase que cubra exactamente sus necesidades, asegúrese de aprender estas experiencias de su médico tratante, para así realizar las cosas adecuadas para usted y para su bebé.

Una clase de parto le ayuda a conocer a otros padres que esperan a un hijo/a y por lo tanto le provee la oportunidad de discutir sus apreciaciones, emociones y su progreso con ellos. Dado que ellos están pasando por una fase similar en su vida, hablarles sobre sus sentimientos será mucho más fácil que hablarle a alguien que no ha pasado por un embarazo. Las mencionadas clases también aumentan la participación del padre en el proceso del embarazo y del nacimiento. Estas clases le ayudan en el logro de un parto menos estresante preparándola física y mentalmente con el uso de los ejercicios de respiración, técnicas de relajación y más.

Intente encontrar foros en línea donde puede hablar con otras mujeres con escoliosis que han pasado por un parto y así puede oír sus experiencias. Esto le dará la muy necesitada confianza en esta etapa sobre el hecho de que todo saldrá bien y usted únicamente tiene que prepararse para esto.

Una buena clase de parto es una que sea recomendada por su médico tratante y por su terapeuta para escoliosis. Si puede encontrar una específicamente dirigida a mujeres embarazadas con escoliosis sería ideal. Una clase no debe tener más de 5 a 6 padres que esperen un bebe y debe incluir discusiones sobre las diferentes opciones de parto, medicación durante el parto, técnicas actuales de respiración y relajación y sesiones de preguntas y respuestas.

Cambios semanales a vigilar en el segundo trimestre

El segundo trimestre se considera relativamente más fácil que el primero. Sin embargo, para personas como usted que tienen que gestionar una escoliosis y el embarazo al mismo tiempo, existen cambios específicos que necesita tener en cuenta. Algunos cambios que verá en este trimestre son:

☐ **Semana 13** — Como el riesgo de aborto involuntario se reduce con el comienzo del segundo trimestre, se pueden reducir los niveles de ansiedad. Usted parecerá acostumbrarse a su embarazo por ahora. Sin embargo, este es el momento en que el útero comenzará a crecer y usted puede sentir algo de dolor abdominal tanto como los ligamentos se estiren para acomodar el creciente útero. El bebé parecerá tener 3 pulgadas de largo. El bebé también puede mover sus piernas y brazos pero es muy temprano para que usted comience a sentir las patadas.

☐ **Semana 14** — Con altos niveles de energía usted se sentirá tentada para realizar más trabajo de lo normal. Recuerde que lo mejor es escuchar a su cuerpo cuidadosamente y no esforzarse al punto de dañar su la parte baja de su espalda de cualquier manera. Añádale fibra a su dieta para que le ayude a manejar el estreñimiento. Algunos de los antojos de alimentos que sentía anteriormente pueden ser remplazados con algunos nuevos en esta etapa.

☐ **Semana 15** — Bajos niveles de inmunidad parecerán tornarla más susceptible a enfermedades comunes. Es una muy buena idea ser muy vigilante sobre la higiene en esta etapa.

☐ **Semana 16** — Algunas mujeres comenzarán a sentir 'aceleramiento' o los primeros movimientos del bebé. Estos son más como el aleteo de una mariposa en el estomago en lugar de los golpes de los cuales escuchamos a menudo. Con cerca de 5 pulgadas ahora, el bebé comenzará a generar altos niveles de presión sobre su columna.

☐ **Semana 17** — La mayoría de las mujeres comenzarán a sentir que el bebé se mueve en este momento. El incremento en el apetito es muy común en esta etapa. Asegúrese de consumir una dieta saludable (detallada en el capítulo 11) apta para mujeres embarazadas con escoliosis para que usted pueda direccionar ambas cosas al mismo tiempo.

☐ **Semana 18** — El útero tiene el tamaño de un melón en este momento. Como su corazón comenzará a realizar un trabajo extra para bombear sangre hacia el feto, sentir mareos y ligeros dolores de cabeza será algo común.

☐ **Semana 19** — Un bebé más activo que pueda girarse, patear, retorcerse, menear los dedos de manos y pies y mover los brazos comienza a generarle nuevos desafíos para el manejo del dolor de espalda. Esto no es algo que sea una gran causa de preocupación entre las mujeres que no tienen escoliosis. Sin embargo, usted necesita ser muy cuidadosa respecto a los dolores de espalda y el daño que puede causar una presión añadida a la columna.

☐ **Semana 20** — No solo existirá presión sobre su espalda pero la presión en sus pulmones puede causarle respiraciones cortas. La presión que el útero ejerce en la vejiga urinaria la obligará a asistir al baño de manera más frecuente que antes. Asegúrese de visitar el baño con regularidad y no trate de correr en el último minuto; algo que puede causarle accidentes.

☐ **Semana 21** — El centro de gravedad de su cuerpo puede cambiar a medida que la barriga comience a crecer. Asegúrese de abandonar cualquier movimiento impredecible o siéntese lentamente. Es esencial que gane la cantidad correcta de peso mientras come de manera saludable. Hable con su doctor para que discuta sobre la cantidad de peso que deberá ganar cada mes.

☐ **Semana 22** — Algunos bebés pueden llegar a medir 10 pulgadas en esta etapa y como tu útero sube por encima de tu ombligo, usted puede ver algunas estrías en su estómago.

☐ **Semana 23** —Algunos bebés pueden llegar a medir 10 pulgadas en esta etapa y como tu útero sube por encima de tu ombligo, usted puede ver algunas estrías en su estómago.

☐ **Semana 24** — En esta etapa puede tener alrededor de 20 a 35 libras. Los movimientos del bebé además han incrementado de manera significativa.

☐ **Semana 25** — Es posible que el útero ejerza mucha presión en su espalda y pelvis. También pueden aparecer en esta etapa problemas con ciática o que irradian dolores en los miembros inferiores, dado que el útero pone presión en algunos nervios específicos. Dolor en la espalda inferior, piernas y nalgas pueden posiblemente causar algunos problemas en esta etapa.

☐ **Semana 26** — La última semana de su segundo trimestre, ahora es el momento en que aparecen las contracciones Braxton Hicks en la mayoría de las mujeres. Estas contracciones son suaves y similares a los calambres menstruales. Puede además experimentar algún dolor a lo largo de su abdomen, como una punzada.

CAPÍTULO 10
El segundo trimestre:
El tercer trimestre

Con el comienzo del tercer trimestre empieza a sentir que ahora el final está más cerca. Muchas mujeres continúan sintiéndose muy bien en su último trimestre. Pero para muchas el estrés empieza a mostrarse. Los dolores de espalda y otros dolores en el cuerpo empiezan a aparecer y usted siente que no es la hermosa mujer embarazada que pensó que sería. Para muchas mujeres esta es la etapa que quieren literalmente pasar en un abrir y cerrar de ojos.

Cambios en el cuerpo

En esta etapa muchas mujeres están tan acostumbradas a estar embarazadas que ya no les preocupa. Es probable que en el tercer trimestre gane el máximo de peso hacia el séptimo y octavo mes. En el último mes, cerca del parto, no se gana mucho peso. Los movimientos fetales son más fuertes y más frecuentes en esta etapa. El estreñimiento y el dolor estomacal pueden continuar. En este trimestre son muy comunes las varices y la hinchazón en los tobillos. También puede experimentar respiración entrecortada y dificultad para dormir por el enorme abdomen. Las contracciones Braxton Hicks pueden comenzar en este trimestre. Son pequeñas contracciones que son casi siempre indoloras. Es posible que sus senos se vuelvan más grandes y pesados, y puede emanar un poco de calostro durante el último mes.

Emocionalmente, hay muchísimas cosas que pasan por su mente. Es como el punto culminante de todos los sentimientos que ha tenido durante este tiempo. La emoción de la llegada del bebé se mezcla con la posibilidad de sufrir dolores de parto, causando emociones que jamás había sentido durante el embarazo. Posiblemente está cansada del embarazo y quiere terminarlo tan pronto como sea posible, pero use este tiempo para preparar la llegada del bebé diseñando la ropa que usará, dado que es poco probable que tenga tiempo una vez el bebé llegue.

Dolor en piernas y espalda inferior

Uno de los muchos efectos secundarios de la maternidad es el dolor en las piernas y en la parte baja de la espalda. Es posible que sea más exagerado en su caso, debido a la existencia previa de la escoliosis. Es posible que el útero agrandado realice presión en varios nervios de la espina dorsal, el más común es sobre el nervio ciático. Esto causa mucho dolor en la parte baja de la espalda, las nalgas y las piernas. Aplicar compresas de frío y calor de manera alternativa le ayudará aliviar el dolor. Refiérase a las inclinaciones pélvicas mencionadas en el último capítulo. Visite a su quiropráctico, puede sugerir alguna medicación alternativa y natural específica para aliviar el dolor, si es mucho para soportar.

Funciones pulmonares anormales

Las mujeres embarazadas con escoliosis pueden encarar problemas de respiración críticos, especialmente en la etapa final del embarazo, cuando el cuerpo ejerce una presión extraordinaria en la espalda para ajustar al bebé en crecimiento. En casos de mujeres cuya escoliosis está asociada con una enfermedad neuromuscular, como poliomielitis o distrofia muscular, un tamaño pulmonar restringido severamente puede crear una función pulmonar anormal o problemas respiratorios. Refiérase a la casilla a continuación para conocer más sobre cómo medir el tamaño pulmonar.

¿Cómo medir el tamaño pulmonar?

Una simple prueba de soplado es la mejor manera de medir la capacidad vital para evaluar el tamaño pulmonar. Esta prueba puede ser usada para medir la cantidad total de aire, que es expulsada de manera activa de los pulmones cuando una persona toma su máximo de aire. Se recomienda la revisión de un especialista en los casos donde la capacidad vital viene a ser menos del 50% del nivel esperado.

Fuentes:
- Simonds AK. Kyphosis and kyphoscoliosis. In Albert RK, Spiro SG, Jett JR, eds. Clinical respiratory medicine. New York: Mosby, 2004; pp 765-69.
- Shovin CL, Simonds AK, Hughes JMB. Pulmonary disease and cor pulmonale. In Oakley C, Warnes CA, eds. Heart disease and pregnancy. Oxford: Blackwell Publishing, 2007: pp 151-72.
- Shneerson JM, Non-invasive ventilation in pregnancy. In Non-invasive ventilation and weaning: principles and practice, Elliott M Nava S Schonhofer B, eds. London: Hodder Arnold, 2010; pp 496-98.

La investigación ha arrojado evidencia interesante en relación al efecto de la capacidad vital sobre el nivel de complicaciones que una mujer embarazada con escoliosis puede enfrentar en su tercer trimestre. Aunque el tamaño pulmonar es un parámetro útil, se ha visto que las mujeres con una capacidad vital de alrededor 0.8 litros pueden estar bien con soporte respiratorio. De hecho, el resultado se espera que los resultados sean buenos siempre y cuando la capacidad exceda los 1.25 litros.

Sin embargo, un tamaño pulmonar por debajo de esta capacidad seguro que creará problemas, primero relacionados con una reducción de los niveles de oxígeno o hipoxemia. Generalmente, esta etapa de niveles de oxígeno bajos puede empeorar durante el sueño y el ejercicio y puede producir un incremento en la concentración de gas tóxico o dióxido de carbono. La casilla a continuación explica el concepto de ventilación no invasiva, un método útil para ayudar a la mujer embarazada con escoliosis, que sufre de niveles bajos de oxigeno.

A parte del tamaño del pulmón, las hormonas pueden jugar un rol. Las tres hormonas claves, llamadas estrógenos, progesterona y relaxina sufren drásticos cambios en el embarazo. Estas hormonas,

Ventilación no invasiva

Para los propósitos de una ventilación no invasiva, una máquina de respiración pequeña puede ser usada por las mujeres embarazadas que tienen bajos niveles de oxígeno, especialmente aquellas con capacidad vital de menos de 1 litro o que tienen músculos débiles. El uso apropiado y el monitoreo regular de la máquina puede asegurar resultados exitosos tanto para el bebé como para la madre.

en realidad, causan que los ligamentos de la pelvis y la parte baja de la espina dorsal aflojen para facilitar el nacimiento. De hecho, la dificultad para respirar vista en las etapas tempranas del embarazo es parcialmente causada por el aumento de la progesterona. Esto estimula la respiración incrementando la tasa respiratoria y además la profundidad de cada aliento. Otros cambios fisiológicos pueden suceder, como es un incremento en el volumen sanguíneo.

Otro hecho importante a conocer en esta etapa es que las mujeres diagnosticadas con escoliosis adolescente usualmente no tienen la posibilidad de tener una capacidad vital baja. La prueba de respiración regular puede ser lo requerido para revisar el funcionamiento apropiado de los pulmones.

Defectos del corazón y anormalidades

En ciertos casos, el comienzo temprano de la escoliosis está relacionado con un defecto cardiaco congénito, por ejemplo, un agujero en el corazón. Aunque estos problemas son a menudo identificados y rectificados en la niñez, es importante hacer un ECG y un ecocardiograma del corazón para descartar complicaciones potenciales. Siempre que los niveles de oxigeno y la función del corazón de la madre estén como es requerido, no existe razón para preocuparse.

Plan de parto

Muchas personas sienten que desarrollar un plan de parto les ayuda a enfocarse y avanzar en los últimos tres meses de embarazo. Existen algunos doctores que tienen un formato preparado para sus pacientes. De manera típica el plan incluye las preferencias de los padres en relación con el hospital para el nacimiento y los procedimientos específicos con los que estarían de acuerdo. No se considera un contrato, pero es la manera en cómo el practicante puede entender cómo le gustaría a los padres que fuese el nacimiento.

El plan de parto incluye el centro específico donde quiere que el parto se lleve a cabo, la cantidad de tiempo en la que le gustaría estar en casa después de que el trabajo de parto comience, su elección en comida o bebida durante el parto, posibilidad de caminar o sentarse durante el parto, personalización de la atmósfera de las condiciones del parto, uso de cámara de video durante el nacimiento y del espejo para ver al recién nacido. El plan además detalla las preferencias relacionadas con el procedimiento, como la posición de alumbramiento, uso de Oxitocina, medicamentos para el dolor, anestesia, fórceps, ventosa o cesárea. Igualmente debe indicar su deseo de sujetar al bebé inmediatamente después del alumbramiento y de alimentarlo, de tal manera que los médicos no se lleven el bebé sin que tenga oportunidad de conocerlo.

Alivio de dolor durante el trabajo de parto

Sin importar lo que las personas puedan decir sobre la escoliosis y el parto, la prerrogativa de decidir si quiere aliviar su dolor durante su trabajo de parto es únicamente suya. Existen diferentes opciones de alivio que las mujeres embarazadas pueden usar. Estas incluyen anestesia, que proporciona sensaciones de adormecimiento, analgésicos que suaviza el dolor y ataráxicos que tranquilizan al paciente.

La anestesia epidural es el tipo más común de medicina usada durante el parto. Esta opción puede ser usada para la cesárea, así como para alumbramiento vaginal. Es una de las opciones preferidas, porque adormece la parte inferior del cuerpo, sin necesidad de una anestesia completa, con una cantidad de dosis mínima. Algunas personas sienten que los efectos secundarios de una anestesia epidural incluyen estremecimiento, adormecimiento prologado y dolores de cabeza ocasionales después del parto.

Pero estos son menos comunes y pocos. Como alternativa a la anestesia epidural, se puede optar por una anestesia pudendal. Esta se usa principalmente en el caso de partos vaginales y es administrada en el área vaginal o perineal. Esta opción no reduce la inconformidad del útero, pero aleja el dolor cuando se debe usar fórceps o ventosa.

El analgésico más comúnmente usado para el dolor del parto es la meperidina. Es puesta de manera intravenosa y puede ser necesario administrarla cada tres o cuatro horas. Las opciones de medicina alternativa disponibles para el trabajo de parto están incrementándose hoy en día. Existen mujeres que eligen la hipnosis o TENS (Estimulación Nerviosa Transcutánea). La acupuntura es también una alternativa bastante común que puede elegir junto con la distracción, la hidroterapia o terapia física. Sin embargo, estas terapias no han sido investigadas de manera extendida. Sería una buena idea que hiciese su propia investigación y luego decida si está cómoda con cualquiera de estas opciones.

Presentación del bebé

La manera en la que yace el bebé es algo que su doctor puede decirle palpando. La cabeza es generalmente redonda y suave, y otra manera de tener una idea sobre la posición es mediante la ubicación de las palpitaciones cardiacas.

El vórtice o la posición de cabeza abajo es la más común. Esta es la posición que hace que el parto vaginal sea posible. Una posición de nalgas es cuando el bebé tiene las nalgas hacia la vagina o las piernas hacia abajo. Si el bebé está acostado de lado, la posición es llamada transversal.

El tipo específico de opción de parto disponible para usted, en el caso de que su bebé esté de nalgas o en una posición transversal, deberá ser discutido con el ginecólogo. No existen causas absolutas de una posición de nalgas, pero puede ser debido a que el feto sea más pequeño de lo normal o cuando existe más de un feto. Una posición de nalgas es también posible si el útero está formado de manera inusual o tiene fibroide. Además, algunas veces puede presentarse cuando la cantidad de líquido amniótico es demasiado o muy poco.

Cesárea

La cesárea no era vista como una de las opciones de parto populares algunos años atrás, pero hoy en día es una opción ampliamente aceptada. En la mayoría de los casos, no se puede decir con seguridad si se requerirá una cesárea o no. Sin embargo, deberá estar siempre preparada para la eventualidad. Existen, sin embargo, algunos casos donde el doctor no tiene otra opción que la cesárea. Estos incluyen instancias donde la madre tiene una infección específica en el pasaje uterino o el bebé necesita ser removido del útero inmediatamente sin ningún trauma. La placenta previa es además otra situación donde una cesárea se vuelve necesaria. Si su doctor percibe que en su caso una cesárea es necesaria debido a alguna indicación específica, debe discutir los detalles de la cesárea con antelación.

La posibilidad de una cesárea es una opción que debe discutir con su doctor al final del octavo mes. Esto debido a que su ginecólogo tendrá la capacidad de decirle de manera exacta la condición de su

---

Cesárea – Pauta y Complicaciones

Las últimas investigaciones muestran una alta incidencia de cesárea en mujeres con escoliosis, especialmente aquellas que se han practicado cirugía correctiva. Un estudio entre 142 mujeres embarazadas, que se han sometido a este tipo de cirugías, reveló que la proporción de mujeres, que tuvieron parto por cesárea fue un poco más alto que la población general. Sin embargo, la tasa de complicaciones no fue tan alta. Aunque, alrededor del 40% de las madres desarrolló un dolor en la espalda inferior durante su embarazo, este se resolvió durante los primeros tres meses post parto.

Fuente: Orvoman E, Hiilesmaa V, Poussa M, Snellman O, Tallroth K. Pregnancy and delivery in patients operated by Harrington method for idiopathic scoliosis. Eur Spine J 1997; 6:304-07.

pasaje uterino, ya sea que requiera una cesárea o pueda intentar un parto natural.

En caso de que las mujeres consideren la cesárea como opción, es importante que el anestesista obstétrico sea informado a tiempo. Esto es importante, de tal manera que puedan ser decididas las formas alternativas de administrar epidural, especialmente en mujeres que han tenido una cirugía correctiva de la escoliosis.

En caso de que las mujeres consideren la cesárea como opción, es importante que el anestesista obstétrico sea informado a tiempo. Esto es importante, de tal manera que puedan ser decididas las formas alternativas de administrar epidural, especialmente en mujeres que han tenido una cirugía correctiva de la escoliosis.

Preparación

Si todavía no ha comenzado a pensar lo que meterá en su maleta de hospital, entonces el comienzo del noveno mes es el momento de hacerlo. Necesita asegurarse de llevar todo lo que va a necesitar en el hospital, de tal manera que su pareja no tenga que correr en el último momento para buscar cosas que necesita. La maleta con las cosas que necesitará para el bebé deberá ser preparada y estar lista para ser recogida cuando el momento llegue. Mantener la maleta de hospital en el coche es también una buena idea, en caso de que no esté en casa cuando el trabajo de parto comience.

Intente hacer una maleta para el bebé y una para usted, así podrá encontrar todo más fácilmente. Incluya copias del plan de parto, un temporizador, un reproductor de CD, la cámara de video, un libro para leer, lociones y cremas, una pelota de tenis para masajes, una almohada confortable, cepillo de dientes, pasta de dientes, calcetines gruesos, pantuflas, ropa de dormir, cepillo para el cabello, pinza para el cabello y algo de ropa. Usted necesita estas cosas, porque nunca puede estar segura si tendrá una cesárea, para lo cual necesitará una estadía extra en el hospital para su recuperación.

Para el maletín del bebé, incluya la botella esterilizada, ropas, arrullo térmico, manta, sábanas y un gorro de lana para la cabeza. También es buena idea mitones y patucos para las manos y los pies. Asegúrese de incluir pañales, toallitas húmedas y una crema antipañalitis junto con loción y jabón para bebé.

Antes del trabajo de parto y signos falsos del parto

El sentimiento de expectativa que puede experimentar en el noveno mes es bastante alto. Esto se debe a que probablemente comienza a pensar en el momento en que el bebé llegará a sus manos. Puede que empiece a pensar en el parto y las contracciones constantemente. Pero debe saber que muchas mujeres experimentan un falso trabajo de parto, llegan al hospital o van en camino hacia el hospital sólo para descubrir que las contracciones no fueron reales.

Las contracciones que no son regulares o aquellas que no aumentan en frecuencia o intensidad, o las contracciones que bajan cuando camina o se mueve, son indicativos de falso parto. Una muestra que es de color parduzco no es un indicativo de parto, sino un signo de examen interno o de relación sexual en las últimas 48 horas.

Por otro lado, existen síntomas específicos que le indicarán que el trabajo de parto se está acercando y que necesita prepararse, en caso de que haya algunas cosas que tenga que organizar antes de dirigirse al hospital. La parte triste es que estos síntomas pueden comenzar a ocurrir incluso un mes antes del parto. Y algunas veces pueden manifestarse unas pocas horas antes de que el parto comience.

Alrededor de dos a cuatro semanas antes del parto, el feto comienza a moverse hacia abajo en la pelvis. Es acompañado por una incesante presión en el área pélvica y en el recto. Además, puede experimentar un dolor persistente en la parte baja de la espalda, así como una tendencia a sentirse baja de energía en aquellas que están cerca al trabajo de parto. Es posible que también incremente el flujo vaginal en cantidad y en espesor. Las contracciones Braxton Hicks se vuelven más frecuentes y la perdida del tapón mucoso es común.

Los síntomas reales del parto incluyen contracciones que son regulares y que se intensifican cada vez. Una muestra o una raya rosácea de sangre es también un signo de que está probablemente iniciando el trabajo de parto. Una ruptura de la membrana y el proceso de ruptura de aguas es un signo seguro del hecho de que necesita ir al hospital.

Cambios semanales para tener en cuenta en el tercer trimestre

El tercer trimestre es especialmente duro para las mujeres que tienen escoliosis, principalmente por el incremento continúo de la presión que el útero pone sobre la espina dorsal. Sin embargo, este es el trimestre más desafiante para todas las madres, dado que la espera se vuelve más difícil y no pueden esperar para ver al pequeño en sus brazos.

☐ **Semana 27** — Los músculos pélvicos comenzarán a tensionarse en esta etapa y hacer los ejercicios kegel puede ayudar inmensamente. Su bebé está ahora completamente formado, pesando alrededor de 2 libras o más. Una enorme parte del desarrollo cerebral ocurre en este momento.

☐ **Semana 28** — Es posible que su peso y el peso del bebé continúe aumentando. Ya se habrá acostumbrado a las contracciones Braxton Hicks. Algunas veces los movimientos del bebé pondrán presión adicional en su espina dorsal y esto puede causar una molestia adicional.

☐ **Semana 29** — Su bebé necesita muchos nutrientes para asegurar que los órganos internos y el cerebro se desarrollan de manera saludable. Incluso, aunque los niveles de energía pueden estar bajos, continúe haciendo sus ejercicios, como caminar y nadar. También haga algunos ejercicios que fortalezcan los músculos abdominales soportando su espalda.

☐ **Semana 30** — El estreñimiento y el ardor en el estómago serán los problemas normales en esta etapa. Los alimentos con contenido alto en fibra pueden ayudarle a reducir el estreñimiento, y pequeñas comidas antes de ir a dormir pueden ayudarle a manejar el ardor estomacal. Para manejar el problema con sus tobillos inflamados asegúrese de subir los pies y de beber toneladas de agua.

☐ **Semana 31** — Dormir puede ser difícil debido a la enorme tripa, pero inténtelo y haga una siesta cada vez que pueda. Evite comidas que puedan mantenerle despierta, como la cafeína.

☐ **Semana 32** — Algunos de los problemas que ocurren en esta etapa son dificultad para respirar y retención de fluidos. Debido a que el bebé está creciendo más, puede que no tenga mucho espacio para moverse, y por lo tanto las patadas y los puños pueden ser menos frecuentes.

☐ **Semana 33** — Desde este momento hasta el parto, su bebé gana aproximadamente la mitad del peso de nacimiento, y por lo tanto verá como usted obtiene mucho peso en este momento. Su tripa aumentará de tamaño de manera significativa.

☐ **Semana 34** — Los dolores y el agotamiento alcanzan un nuevo nivel en esta etapa. En lo que tiene que concentrarse en esta etapa es en que no falta mucho.

☐ **Semana 35** — Esta semana experimentará aumento de presión en las venas, en el recto y en la espina dorsal. Es posible que aparezcan hemorroides y necesitará tomar mucho líquido para ser capaz de manejar esto.

☐ **Semana 36** — Este es el momento en que su bebé acumula grasa y se vuelve gordito. Se le puede pedir que lleve a cabo un examen interno para revisar si la dilatación cervical ha comenzado ya.

☐ **Semana 37** — En esta etapa su embarazo está casi en término completo. Si el parto comienza en esta etapa, no será detenido y le será permitido tener a su bebé. Puede sentarse y relajarse en relación a cualquier temor que haya tenido sobre un bebé prematuro.

☐ **Semana 38** — Debe comenzar a leer sobre trabajo de parto y la opción de alumbramiento que tenga. Discuta con su doctor y decida que tipo de parto quiere.

☐ **Semana 39** — Puede comenzar a tener síntomas de parto en cualquier momento. Quédese quieta y espere el comienzo del alumbramiento.

☐ **Semana 40** — En este momento usted ya habrá cruzado su fecha de parto. El doctor esperará unos días en el caso de que no haya tenido alumbramiento y luego decidirá una fecha para el parto.

CAPÍTULO 11
La dieta de embarazo personalizada para la escoliosis

La importancia de la dieta durante el embarazo no puede ser suficientemente enfatizada. Es algo que se ha vuelto extremadamente importante en la época moderna debido al tipo de estilo de vida que tenemos. Comer comida basura y vivir vidas estresantes no es bueno para el bebé ni para su salud.

Los alimentos que comemos actualmente son procesados y no se parecen a la comida que fue consumida por nuestros ancestros. A pesar de que la tecnología ha crecido aceleradamente, permitiéndonos envasar comidas en varios Tetra Packs, latas y bolsas selladas al vacío, el hecho es que nuestro cuerpo no ha sido capaz de evolucionar tan rápido como la tecnología. Esto significa que nuestro cuerpo no está programado para digerir comida procesada fácilmente. La respuesta es desconcertante y algo que puede hacer que su cuerpo reaccione negativamente.

Evaluar lo que sus ancestros comieron puede ayudarle a comer correctamente y vivir de forma saludable. Esto es algo que no solo es aplicable para las mujeres embarazadas, sino para todas las que quieren vivir de forma saludable. La historia de Weston A. Price y su investigación sobre dieta paleolítica es extremadamente interesante.

Fue en 1930 que Weston A. Price, un dentista de Cleveland, comenzó a realizar algunos experimentos para comprender la razón de la enfermedad y la degeneración entre la población moderna. Con frecuencia se refieren a él como el "Albert Einstein de la Nutrición", haciendo hincapié en el tipo de profundidad de su investigación y los descubrimientos que encontró en 10 años de experimentación.

Price viajó por todo el mundo para revisar el estado de salud de las personas que no habían sido influenciadas por el modernismo o la civilización occidental, con el fin de estudiar la manera en la cual ellos han progresado en términos de salud. Como dentista, su primera observación fue que los dientes deformados, los dientes rotos y las caries eran el resultado de la dieta moderna que era rica en azúcar, alimentos endulzados, enlatados o procesados. Se estableció que estos aspectos no fueron resultado de bacterias, virus, aspectos genéticos o hábitos de cepillado.

Su expedición durante seis años alrededor de todos los continentes del mundo, le hizo descubrir varias verdades de la vida que muchos nutricionistas y doctores modernos no están dispuestos a creer. Estudió aldeas aisladas de Suiza, comunidades gaélicas en Outer Hebrides, indígenas de Sudamérica y Norteamérica, personas de Melanesio y de la isla del mar del sur de Polinesia, tribus africanas, aborígenes australianos y maorís de Nueza Zelanda. La primera observación fue que la cantidad de comida no procesada y de granos que estas comunidades y tribus consumían eran más altas en comparación a la que nosotros consumimos en el mundo de hoy. Este tipo de comida provee cuatro veces más vitaminas y minerales solubles en agua, y casi diez veces más vitaminas solubles en grasa en comparación con la dieta moderna. Además descubrió un nutriente soluble en grasa que parece faltar en nuestra dieta moderna, el cual era desconocido. Decidió llamarlo "Activador X".

La mayoría de las comunidades que Price estudió tenían una fuerte complexión física y las mujeres tenían una reproducción y parto más sencillos en comparación a la situación moderna, donde un número grande de mujeres embarazadas ha sido sometidas a una cesárea. Además encontró que las enfermedades degenerativas como las enfermedades cardiacas, la diabetes, los cánceres, etc., se presentaron menos en estas comunidades. En relación a lo emocional, estas personas eran más felices y menos estresadas.

De hecho, fue el único que encontró que la dieta que consumimos también es responsable del fenómeno de "préstamo", que lleva a que el cuerpo preste nutrientes del sistema esquelético generando una reducción del tamaño del esqueleto. Se ha informado que en algunos casos este encogimiento causa una perdida de hasta 10 pulgadas de altura. Este préstamo hace a los huesos más débiles, dando como resultado huesos que son más propensos a la escoliosis y osteoporosis. Es además un hecho que este fenómeno de préstamo tiende a ocurrir mayormente entre mujeres, porque la sociedad moderna pone demasiada presión en las mujeres con la idea de que mantengan unas figuras ultra delgadas. Los huesos se vuelven más débiles y la espina dorsal se curva, lo que lleva a varios problemas de tipo esquelético. Puede causar muchos problemas durante el parto y producir altos niveles de dolor de espalda.

Si observa algunas de las imágenes presentadas en el volumen clásico del Dr. Price, "Nutrition and Physical Degeneration", vería la enorme diferencia entre personas saludables que son primitivas y las manifestaciones emocionales de estrés de degeneración en la sociedad moderna.

Basado en su investigación, la fundación Weston A. Price creó una tabla de diferencias para la dieta tradicional y moderna:

Dieta Moderna versus Dieta Tradicional	
Dieta Tradicional	**Dieta Moderna**
Alimentos de un suelo fértil	Alimentos de un suelo con pocos nutrientes
Carne orgánica preferida en vez de carne animal	Carne animal preferida. Carne orgánica casi olvidada
Grasa animal natural	Aceites vegetales procesados
Productos fermentados o crudos diarios	Productos diarios pasteurizados o ultra pasteurizados

Dieta Moderna versus Dieta Tradicional	
Legumbres y granos fermentados o remojados	Legumbres y granos refinados y extrudidos
Fermentación larga de produ ctos de soja consumidos con moderación	Productos de soja procesados consumidos en grandes cantidades
Uso de caldos	Uso de sabores artificiales y glutamato de sodio
Endulzantes no refinados como miel y caña de azúcar	Endulzantes refinados
Vegetales lacto fermentados	Vegetales procesados y pasteurizados
Bebidas lacto fermentadas	Gaseosa moderna
Sal no refinada	Sal refinada
Vitaminas naturales encontradas en la comida	Vitaminas sintéticas tomadas como suplementos o añadidas a la comida.
Formas tradicionales de cocina	Cocina en microondas
Semillas tradicionales y polinización abierta	Semillas GMO e híbridos

Es obvio después de mirar la tabla anterior que los alimentos consumidos por nuestros ancestros han cambiado. Los Estados Unidos de América ha asumido esa responsabilidad para reducir la cantidad de obesidad que tienen en su país. Actualmente lo consideran como un riesgo nacional para el país, donde uno de cada diez residentes es obeso y una de cada cuatro personas quese alistan en la armada es rechazada debido a la obesidad.

Es obvio después de mirar la tabla anterior que los alimentos consumidos por nuestros ancestros han cambiado. Los Estados Unidos de América ha asumido esa responsabilidad para reducir la cantidad de obesidad que tienen en su país. Actualmente lo consideran como un riesgo nacional para el país, donde uno de cada diez residentes es obeso y una de cada cuatro personas quese alistan en la armada es rechazada debido a la obesidad.

- La comida procesada puede causar obesidad y puede hacerle subir de peso; algo que no puede permitirse debido a su escoliosis.

- El alimento procesado causa desequilibrio en la digestión, generando altos niveles de complicaciones relacionadas con ardor estomacal y acidez.

- El alimento procesado ha sido además vinculado a la depresión, pérdida de la memoria y alteraciones del humor, un aspecto que está ya bastante alto durante el embarazo. La última cosa que querrá hacer es consumir alimento procesado y añadirlo al caos que las hormonas están jugando en su interior.

- Aunque los alimentos empaquetados y enlatados se supone que tienen etiquetas que son precisas, el hecho es que las prácticas están bastante lejos de la perfección. Algunas etiquetas afirman que son "libres de azúcar", pero pueden contener otras formas de endulzantes como el "Agave", jarabe de maíz alto en fructosa que es igual de dañino.

- Además se ha identificado que la deficiencia en vitaminas causada por la falta de una fácil disolución de vitaminas y minerales puede generar dificultades para concebir e infertilidad.

- Los químicos, pesticidas y herbicidas usados en las granjas de hoy, son conocidos porque producen escoliosis en animales. Es algo que ha sido observado y está bajo investigación. Kepone, un pesticida, es conocido porque causa escoliosis en los peces y la exposición de pesticida en los renacuajos también produce curvas en la espina dorsal.

- Además, la comida procesada ha sido vinculada al cáncer

La mayoría de los problemas de salud que están apareciendo entre la población moderna, relacionados con procesos naturales, son debidos a la dieta de la que estamos hablando. Con el transcurso de los años, fabricantes de varios tipos de comida han inculcado diferentes mitos en el mercado. Los defensores de tipos específicos de dieta relámpago también han jugado un rol grande en el proceso de popularizarlos. Mientras que algunos esperan que usted corte todos los carbohidratos de su dieta para perder peso, otros insisten en que es malo cualquier tipo de grasa saturada. A continuación encontrará algunas creencias sobre alimentación y nutrición que se han establecido en nuestras mentes, y pueden en realidad no ser ciertas. Léalas y comprenderá el número de engaños que puede tener en mente en relación con alimentación y nutrición.

Grasas saturadas — Si pensó que debe evitar todos los tipos de grasas saturadas para tener una buena salud general, y particularmente el corazón, entonces debe aprender algunos fundamentos. Una cierta cantidad de grasa saturada es esencial para el cuerpo, provee soporte a las paredes celulares y ayuda en la producción de ácidos grasos. También ayuda en la construcción de los niveles de inmunidad y hace que sus huesos y pulmones sean más fuertes. La cantidad de calorías que consume, así como la grasa, depende del nivel de actividad que tiene y su tipo metabólico. No debe ser inferior a 30 por ciento de todas las calorías consumidas en un día. Incluso el Instituto Nacional de Salud (NIH) reconoce que se requiere una cierta cantidad de grasa para absorber las vitaminas A, D, E y K. También son importantes para los niños, debido a que son necesarias para el crecimiento y el desarrollo apropiado. Las grasas saturadas proveen los cimientos para el desarrollo de la membrana celular y las hormonas. Son esenciales para convertir el caroteno en vitamina A. Contrario a la creencia general, bajan los niveles de colesterol (ácido palmítico y esteárico). Además actúa como un agente antiviral para proteger el cuerpo.

Colesterol — El colesterol ha sido siempre considerado como una cosa mala de la que necesitamos librarnos. Con frecuencia se afirma que existen dos tipos de colesterol que tenemos en nuestro cuerpo – LDL y HDL. La teoría del colesterol de la que se ha hablado durante mucho tiempo, también afirma que el colesterol LDL es el colesterol malo, mientras que el HDL es el colesterol bueno. Sin embargo, esta teoría comenzó con la 'teoría de los lípidos', que afirmaba que las dietas de colesterol conducían a depósitos en las paredes de las arterias. Más adelante, una investigación mostró que 80 a 90 por ciento del colesterol en el cuerpo es en realidad producido por el cuerpo mismo, probando que la dieta juega una parte insignificante en la formación del colesterol. Incluso, el estudio llamado de manera popular como 'Seven Countries Study' está lleno de problemas. El estudio demostró que los países con una dieta nacional que era alta en colesterol tenían una correlación de muertes causadas debido a enfermedades cardiacas. Sin embargo, lo que no fue cuestionado fue por qué los datos de los 16 países restantes no fueron considerados para el análisis. Este es el caso clásico de usar datos para mentir estadísticamente.

Carne roja — El desarrollo del sistema nervioso es además mejorado por el consumo de carne roja, que contiene varios nutrientes como vitamina B12, vitamina B6, zinc, carnitina, fósforo y co-enzima-Q10.

Huevos — Otro alimento que ayuda en el desarrollo del sistema nervioso son los huevos. Con la llegada de los sustitutos del huevo, el consumo de esta gran proteína natural ha sido limitado.

Granos — Aunque muchos creen que el cuerpo humano requiere una cantidad de granos, se debe recordar que el hombre fue un carnívoro. La dieta rica de nutrientes que proveyó la alimentación necesaria para sobrevivir en los meses de invierno. Incluso después de que comenzarán los cultivos, el grano usado fue parcialmente germinado, dado que acostumbraba a estar amontonado en los campos para la fermentación debido a la lluvia y la neblina. La harina refinada no tiene ningún nutriente y sólo estará añadiendo calorías a su sistema mediante su consumo.

Dieta sugerida en la época moderna para el embarazo

La cantidad de consejos que comenzará a recibir tan pronto sea evidente que está embarazada es algo que es difícil de digerir. Algunas personas le hablarán sobre las comidas que no debe consumir, porque son dañinas para su salud y la salud del bebé, y otras le hablarán sobre los tipos específicos de comida que debe comer. Siéntase agradecida si no se le ha dado un menú que deberá seguir. Aunque todas estas sugerencias son proporcionadas con buenas intenciones, solo tienden a incrementar la paranoia de alguien, que recientemente descubrió que está embarazada.

Se podría decir que leer libros sobre el embarazo puede ayudar para una buena alimentación en los nueve meses, con el fin de asegurar que provee una nutrición adecuada al bebé. Desafortunadamente, no es tan simple como se cree.

Camine en la librería por el pasillo etiquetado como "bebé y nacimiento" o "embarazo" y se dará cuenta que existen demasiados libros entre los que escoger. Algunos de ellos escritos por doctores, mientras otros son compilados de obstetras, matronas, nutricionistas e incluso mujeres embarazadas. La parte triste es que la mayoría de los libros son sorprendentemente similares en naturaleza y usan la pirámide alimenticia como guía para sugerir las comidas que debería estar consumiendo.

El hecho es que ninguno de estos libros parece haber investigado por su cuenta y parecen ser la repetición de cualquier otro consejo que pueda haber aparecido en su camino. Únicamente porque muchas personas escriban las mismas ideas no significa que deban ser creídas ciegamente. De hecho, algunas de las recomendaciones que han sido presentadas en estos libros modernos son incorrectas y pueden en realidad alejarle de algunos de los alimentos que debería estar consumiendo durante esta fase de su vida. Algunas de las sugerencias que han hecho en comparación con lo que Weston A. Price ha encontrado en su estudio son discutidas a continuación.

- **Mariscos** — Existe un aspecto de los libros de embarazo modernos que es correcto. El hecho es que el pescado contiene altos niveles de ácidos grasos Omega-3, que son extremadamente buenos para la salud. Omega-3 es un antioxidante y tiene otras cualidades que pueden mantenerle con el mejor espíritu durante los nueve meses de su embarazo. Estos libros además afirman que necesita limitar la cantidad de pescado que consume debido a la posibilidad de envenenamiento de mercurio. Desafortunadamente, no podemos esperar que el agua que consumimos esté totalmente pura y el miedo nace del hecho de que nadie puede tomar ese tipo de riesgo cuando está embarazada. El otro aspecto que vale la pena mencionar, es que la mayoría de los libros de embarazo olvidan decir que la comida de mar es la mejor fuente de nutrientes, incluidos todos los mariscos, los huevos de pescado y los órganos de pescado.

De acuerdo a ellos se debe evitar el aceite de hígado de bacalao, dado que puede incrementar los niveles de vitamina A y D más de lo que debería ser en el embarazo.

• **Vísceras** — Los libros disponibles sobre dieta para el embarazo le harán creer que las mejores opciones para la vitamina A son los vegetales de árboles rojos o verdes. Esto es en realidad falso. La vitamina A activa psicológicamente y totalmente formada puede únicamente ser obtenida de fuentes animales. En estos libros se recomienda también que las vísceras, como el hígado, no deben ser consumidas. El hecho es, sin embargo, que el hígado no sólo contiene buenos niveles de vitamina A, es además una fuente natural de acido fólico, una parte muy importante del desarrollo del sistema nervioso del feto. Dado que las vísceras no es una de las cosas que estos libros recomiendan, tienden a recomendar el consumo de vegetales, que son altos en beta-caroteno. Esto es porque el beta-caroteno puede ser convertido en vitamina A en el cuerpo. ¡Bueno, están en lo cierto! El beta-caroteno puede ser convertido en vitamina A en el cuerpo, pero lo que no mencionan (intencionalmente o inconscientemente) es que para asegurarse de que la conversión se realice, existen otros factores que necesitan desarrollarse en el cuerpo. Las personas que tienen problemas digestivos o de la tiroides pueden no ser capaces de sintetizar la vitamina activa del beta-caroteno fácilmente. La falta de vitamina A da como resultado problemas relacionados con la absorción y asimilación de varios nutrientes que necesitan la presencia de la vitamina A.

• **Grasas animales** — Si se regresa en el tiempo o piensa sobre lo que su abuela dijo sobre las grasas, puede recordar que sus ideas sobre las grasas fueron completamente diferentes de lo que pensamos el día de hoy. Puede, incluso, hablar con personas ancianas en las sociedades orientales, quienes se aseguran que las mujeres embarazadas en sus familias sean mimadas y alimentadas con enormes cantidades de grasa. De hecho, la mayoría de las sociedades tienen alimentos especiales que son preparados para las mujeres embarazadas para garantizar que sus órganos internos y la piel estén siempre lubricados y fuertes. Aunque las razones específicas para alimentar con grasa a una mujer embarazada no son totalmente comprendidas, estaban definitivamente haciendo lo correcto. Las grasas juegan un papel importante en la fisiología corporal. La parte triste es que la sociedad moderna ha extendido el miedo que tiene a las grasas a las mujeres embarazadas. E incluso en esta etapa, cuando debería estar comiendo una cantidad enorme de grasa para asegurar que su cuerpo permanezca saludable y que se mantenga un equilibrio químico y hormonal, los también "llamados gurús de la nutrición" nos dicen que no es bueno el consumo de mucha grasa. Se debe tener en cuenta que el consumo de grasa no significa consumir hasta sobrepasar sus necesidades y el peso óptimo para el embarazo. Es muy importante permanecer dentro de los límites de peso, como es recomendado por su doctor.

• **Yema de huevo** — Las sugerencias relacionadas con los huevos son totalmente extrañas en la actualidad. Se recomienda que los huevos sean limitados a dos por día. Algunos sugieren que el límite debe ser dos a tres por semana y otros recomiendan que las yemas de huevo ricas en nutrientes deben ser eliminadas y que solo la clara del huevo debe ser consumida. Aunque algunos consideran que las yemas de huevo son un problema debido a su contenido de grasa, otros sienten que el colesterol añadido es bueno para la salud. Nada de esto es cierto. Los huevos son una fuente excelente de proteínas y nutrientes también, contienen todas las vitaminas, excepto vitamina C.

• **Productos lácteos** — Aunque todo el mundo le dirá que los productos lácteos son la mejor fuente de calcio que puede tener durante el embarazo, lo que la mayoría de los libros modernos no específica es que la leche pasteurizada comprada en las tiendas regulares no puede ser absorbida fácilmente por el estómago. En contraste se recomienda alejarse de la leche cruda, porque puede contener gérmenes y virus. Muchas personas, que pueden tener una reacción alérgica a la leche se darán cuenta que esta reacción sólo ocurre cuando se consume leche pasteurizada. La leche cruda que se considera llena de gérmenes para algunos en realidad es mejor en sabor y con más color debido a los altos niveles de vitamina A. La pasteurización reduce el nivel de la vitamina C disponible para los humanos, convierte la lactosa en leche beta-lactosa y también reduce la bio-disponibilidad de calcio.

- **Carbohidratos** — Aunque las recomendaciones básicas relacionadas con el consumo de carbohidratos están bien, lo que usualmente se olvida por la mayoría de los especialistas es que deben usarse los granos enteros y que el valor nutricional de los granos debe mejorarse mediante el remojo y la germinación. Este método es usado por las comunidades tradicionales y es uno de los que sugeriría, en caso de que incorpore granos enteros en su dieta. El método de remojado y germinación desactiva los inhibidores de encimas y los anti-nutrientes como el ácido fítico y vuelve los granos más saludables.

- **Proteína** — Los doctores le dirán que la proteína es necesaria para el desarrollo de varios tejidos y músculos. Su placenta y el bebé se beneficiarán de su consumo de proteínas. Además ayuda en el incremento del volumen sanguíneo y le prepara para una lactancia fácil. Algunas de las fuentes de proteínas sugeridas incluyen carne roja, aves de corral, pescado, queso y leche, pero en todas ellas se recomienda la versión inferior en grasas.

- **Dieta vegetariana** — UN gran número de libros y literatura disponible en las librerías le dicen que la dieta vegetariana es ideal para usted cuando está embarazada. No caiga en este discurso, solo porque todo el mundo parece estar volviéndose vegetariano en estos días. La mayoría de las personas tradicionales consumían carne y estas personas muestran mejores características de salud internas o externas en comparación con las personas modernas llenas de enfermedades.

- **Suplementos** — Los suplementos son considerados como parte del proceso de embarazo. Aunque algunas dietas naturales sugieren que debe consumir alimentos fortificados y no tomar calcio, es interesante notar la ignorancia de estos autores quienes no son conscientes que los alimentos fortificados no son otra cosa que alimentos con suplementos. De tal manera que la comida regular y el suplemento de calcio es lo mismo que usar leche fortificada con calcio todo el tiempo.

Existen algunos aspectos buenos de los libros modernos de dietas del embarazo, como incluir medicina basada en la evidencia, lo que hace más fácil saber que información debería creer y cuál no. Aparte de eso uno debería preguntarse qué investigación han hecho o qué conocimiento tienen del cuerpo para estar recomendando opciones nutricionales que parecen ir en contra de todo lo que el hombre (o deberíamos decir las mujeres) han estado haciendo durante años. Sugerencias como el consumo de vegetales provenientes de árboles de hojas verdes oscuras, granos enteros, frutas frescas, los vegetales y los frutos secos son buenas y deben ser seguidas.

Es casi como si los libros que han sido escritos sobre la dieta del embarazo hubiesen sido compilados de varios libros generales sobre los fundamentos de la nutrición, lo que es popular en estos días. Debido a los problemas de obesidad alrededor del mundo, existe mucha literatura sobre cómo reducir el consumo de grasas, colesterol y consumir carne magra y bebidas fortificadas y procesadas.

Incluso más irónico es el hecho de que los autores de los libros de nutrición general no se dan cuenta de que los fundamentos bajo los cuales han basado sus recomendaciones están completamente equivocados y las personas no serán capaces de alcanzar niveles continuos de pérdida de peso y buena salud simultáneamente siguiendo dietas que los privan de grupos específicos de alimentos.

La fundación Weston A. Price recomienda la siguiente dieta para las mujeres que están embarazadas. Esta dieta está basada en los resultados obtenidos de las comunidades tradicionales que tienen una proporción bastante alta de partos normales en comparación con las sociedades modernas. Además, esta dieta es muy beneficiosa para la salud y la inmunidad en general.

Para comenzar, la dieta espera que las mujeres embarazadas, que tienen escoliosis, eviten los ácidos grasos trans, cualquier tipo de comida rápida o procesada, alimentos fritos comercialmente, azúcar refinada, granos refinados, gaseosas, cafeína, alcohol, cigarrillos y drogas (incluyendo esas que pueden haber sido prescritas por su doctor).

Deberá consumir aceite de bacalao para niveles adecuados de vitamina A y D, un cuarto de leche entera que no sea pasteurizada, sino obtenida de vacas alimentadas con pasto, aproximadamente cuatro cucharadas de mantequilla (en alguna forma), 2 huevos (con yema de huevos), aceite de coco, condimentos lacto fermentados, caldo de huesos, granos enteros remojados y muchas frutas y vegetales. El hígado fresco (alrededor de 3 a 4 onzas) debe ser consumido por lo menos una vez o dos veces a la semana, la comida de mar (el salmón, los mariscos y los huevos de pescado son particularmente buenos) alrededor de 2 a 4 veces a la semana y carne de vaca y cordero alrededor de 2 veces a la semana (junto con la grasa natural).

Además de esta dieta, puede tener algunas preguntas en mente en relación a tipos específicos de cosas que puede comer o no puede comer. He intentado responder algunas de estas preguntas que las mujeres tienen en relación a la dieta y que han sido y no han sido formuladas. Además me he asegurado de que las preguntas sean vistas desde un punto de vista que sea pertinente al embarazo y la escoliosis. Se entiende que la dieta que necesita consumir se espera que sea natural y que no esté alterada por los procesos modernos que son usados en las fábricas de hoy. Estas recomendaciones de dieta para el embarazo y la escoliosis aseguran que se alimente de manera saludable para conservar la salud de sus huesos y esqueleto, junto con todo el desarrollo de su hijo.

Es posible que no haya sido capaz de capturar y direccionar todas las inquietudes que tenga. En caso de que tenga dudas o sugerencias, siéntase libre de escribirme e intentaré responder su problema en particular.

• Muchas mujeres quieren saber si deben tomar medicación prenatales, debido a que la cantidad de dieta y vitaminas naturales que consumen en el primer semestre están bajas debido a las nauseas matutinas. Aunque tiene sentido, no se recomienda que tome algún suplemento de vitamina prenatal, dado que estos suplementos contienen químicos, y por lo tanto pueden introducir la posibilidad de defectos de nacimiento. El hecho es que la naturaleza tiene una manera excepcional de manejar estos aspectos. Al mismo tiempo, deberá asegurarse de consumir los alimentos correctos en cantidades adecuadas, incluso si está sintiendo nauseas, intente obtener tantos nutrientes como pueda para usted y el bebé.

- Todas los tipos de refrescos están prohibidos cuando está embarazada. De hecho no forman parte de la dieta saludable. Aquellas que están acostumbradas a una bebida con la comida pueden sentir la necesidad de substituir esto con algo más. Beber kombucha o cualquier tipo de té de hierbas o leche o jugo fresco, son opciones excelentes que pueden sustituir las gaseosas. Aunque el té de hierbas y la leche están bien, no beba kombucha si no lo ha probado antes. Esto se debe a que puede tener efectos secundarios que definitivamente no quiere tener cuando está embarazada.

- El pescado es una opción excelente para las mujeres embarazadas, y a muchas mujeres les encanta el sushi. Sin embargo, es mejor que no consuma sushi mientras esté embarazada y use otras formas de pescado lacto fermentado.

- Uno de los aspectos más difíciles del embarazo es que no está en capacidad de consumir tantos alimentos saludables como quisiera durante el primer trimestre debido a que está enfrentando las nauseas matutinas. Si se ha estado preguntando cuánta comida está reteniendo y la cantidad que está perdiendo debido a la nausea y vómito, debería intentar beber leche cruda a lo largo del día para mantener la comida abajo y asegurarse de que podrá ser capaz de comer. Caliente la leche con un poco de jarabe de arce o canela, y beba regularmente. Algunas otras opciones que tiene para combatir la nausea incluyen naturalmente Swedish Bitters o un poco de vinagre en agua. Si no es capaz de mantener la comida abajo, haga caldo de huesos, añada varios vegetales y corte finamente las vísceras en pequeñas piezas para asegurarse de obtener su dosis diaria de nutrición.

Antes de pasar a los aspectos específicos de cada uno de los nutrientes que deberá incluir en su dieta de embarazo, considere algunas directrices para aplicar una alimentación saludable. Estas directrices le ayudarán a asegurar que no está solo comiendo saludable para el bebé, sino también para usted. También le ayudarán a determinar los puntos específicos para elegir entre todas las recomendaciones que están enumeradas en el libro. De hecho, he creado unas directrices que puede usar para construir su propia dieta de embarazo basada en principios y recomendaciones específicas.

Sin más preámbulos, las directrices que necesita seguir durante el embarazo son:

- Asegúrese de evaluar su tipo metabólico y aliméntese de acuerdo con lo que sus ancestros han estado comiendo. Para el cambio de estos nueve meses piense en lo que su abuela le recomendaría y apéguese a eso sin probar su conocimiento moderno de comida.

- Compre una gran cantidad de alimento entero fresco y consúmalo antes de que se dañe.

- Cada bocado que coma cuenta. Así que consuma alimentos frescos que sean ricos en nutrientes. Cuanto más ponga en su cuchara, mejor. Evite cualquier tipo de comida que no tengan calorías, como harina, azúcar blanca refinada, almidón, colores y sabores artificiales.

- Cada bocado que coma cuenta. Así que consuma alimentos frescos que sean ricos en nutrientes. Cuanto más ponga en su cuchara, mejor. Evite cualquier tipo de comida que no tengan calorías, como harina, azúcar blanca refinada, almidón, colores y sabores artificiales.

- Su fuente principal de fluidos debe ser el agua, jugos frescos (no enlatados o aquellos que están en Tetra Packs o botellas) o leche. Los jugos de fruta procesados y los refrescos deben ser prohibidos en la casa por lo menos durante el tiempo en que esté embarazada y de cuidado.

- Asegúrese de consumir grandes cantidades de comida tradicional fermentada con el fin de conseguir una buena calidad de probióticos o bacterias buenas en su sistema. Esto le ayudará a mejorar las capacidades de absorción de su sistema digestivo y podrá asimilar muchos más nutrientes de los alimentos que está consumiendo.

- No olvide usar caldo de carne hecho de huesos de pescado, pollo, carne de res o cordero. Use esta cocina para mejorar la calidad nutricional de los alimentos.

- Elimine el ácido fítico haciendo brotar los granos enteros antes de consumirlos.

- Las grasas que consume durante estos días debe ser grasas saludables, que incluyen aceite de oliva virgen, mantequilla, aceite de linaza, aceite de coco y otros aceites que no son químicamente refinados. La grasa saludable puede ser consumida en la forma de grasa animal de ganado que ha crecido de manera natural.

Todos sabemos que tan pronto como concibe, la vida comienza. La nutrición correcta es necesaria para que crezca esta vida única y ayudarle a desarrollar de manera adecuada. Ningún énfasis en la importancia de la nutrición durante los primeros días del feto en el útero es suficiente. Incluso, aunque las personas no se den cuenta, esta es la etapa que decide el destino de muchas personas en los años que vienen como recién nacidos, niños, jóvenes y adultos. Afecta al cerebro, los riñones, el sistema cardiovascular y el nivel de riesgo en relación con las enfermedades degenerativas.

El cigoto (combinación del esperma y el ovulo) se mueve en el interior del útero para ubicarse allí en los primeros siete días de la concepción. Una vez que esto sucede se le llama embrión. Algunas personas pueden sorprenderse con el hecho que el corazón del embrión se desarrolla en 23 días y las ondas cerebrales pueden ser registradas cuando el embrión tiene 40 días. En siete semanas, el embrión es capaz de tocar, fruncir, sorber y tener hipo. Después de ocho semanas el embrión desarrolla órganos específicos y es entonces llamado feto. En este momento el feto tiene 4000 de 4500 estructuras corporales. En esta etapa el feto puede chupar sus dedos, hacer volteretas y agarrar el cordón umbilical.

Una vez que el feto llega al tercer trimestre, su niño será capaz de sobrevivir fuera del útero también en caso de nacer de manera prematura. El bebé crece a grandes pasos en el último mes, especialmente el sistema esquelético. Todo este crecimiento y desarrollo necesita los nutrientes apropiados.

Si se está preguntando por qué comenzamos a hablar sobre el desarrollo fetal del niño en el capítulo dedicado a la nutrición, tengo que explicarle que el embrión, el feto y el niño necesitan diferentes niveles de nutrición en etapas diferentes de desarrollo. Las cosas específicas que necesita comer, por lo tanto, son además diferentes. Aunque puede estar consumiendo buenos nutrientes a lo largo de los nueve meses, debe hacer énfasis en algunos específicos que dependen de la etapa de embarazo en la que está.

La dieta de embarazo primitiva

Basado en el estudio de las culturas tradicionales y primitivas, la fundación Weston A. Price ha aprendido algunos aspectos básicos concernientes a la dieta de estos grupos estudiados. Todas las comunidades que residen cerca del mar se han asegurado de que sus mujeres consuman huevos de pescado. La leche era consumida a partir de vacas de pastoreo y se animaba a las mujeres a quedar embarazadas cuando los pastos estaban verdes y abundantes. En algunas culturas los hombres y mujeres debían consumir buena leche durante unos meses previos al matrimonio.

Las vísceras fue otro alimento que formó parte definitiva de la dieta del embarazo. Esto incluyó tiroides de alce, cangrejos araña e hígado. También se consumían alimentos provenientes de plantas locales, grasas y el caldo de hueso durante el embarazo.

Aunque la dieta primitiva no estaba basada en alguna investigación de los ingredientes específicos que cada alimento contenía, hubo mucha inteligencia, conocimiento e ingenio. Hoy en día puede encontrar que los huevos son ricos en vitamina B12, colina, selenio, calcio, magnesio, ácidos grasos omega 3 y colesterol.

Con el conocimiento básico establecido, echemos un vistazo a los nutrientes específicos y los alimentos que son ideales para las mujeres embarazadas con escoliosis.

Vitamina A

La vitamina A se necesita para el crecimiento del feto, de tal manera que las células, tejidos y órganos puedan distinguirse adecuadamente. Además ayuda en el desarrollo del sistema de comunicación entre los diferentes órganos y el cerebro, dado que crea la red nerviosa necesaria para esta comunicación. Además, un nivel inferior de vitamina A puede generar una disminución en el número de nefronas en los riñones causando riñones débiles en una etapa ulterior. La vitamina A es necesaria para el desarrollo apropiado de los pelos ciliares presentes en los pulmones.

La deficiencia de vitamina A durante el embarazo también puede causar en el feto un gran número de complicaciones específicas, los hijos pueden tener defectos en los ojos, desplazamiento de riñones, labio leporino, paladar hendido o anormalidades del corazón o pulmones. En animales de laboratorio, se ha visto que esto puede causar aborto espontáneo, defectos oculares en diferentes grados, arcos dentales y distorsiones de los labios, desplazamiento de ovarios, testículos y riñones, trabajo de parto prolongado, e incluso la muerte de la madre.

La administración diaria adecuada (RDA) de vitamina A que ha sido prescrita para una mujer en embarazo es de 2600UI por día; únicamente 300UI por encima de lo ya mencionado para una mujer que no esté embarazada. A pesar de que la cifra exacta de vitamina A incluida en la dieta alimenticia primitiva para el embarazo es desconocida, se espera que el nutriente sea consumido hasta la cantidad de 20,000 UI y más. Esta suposición se basa en el nivel de aceite de hígado de bacalao, leche, mantequilla y huevos que se consumen como parte de una dieta alimenticia para el embarazo.

Lo que es extraño es que el moderno sistema médico advierta a las mujeres embarazadas de que consuman mucha vitamina A, debido a que algunos afirman que su exceso puede también conllevar a defectos de nacimiento. La pregunta que probablemente necesita realizarse es: ¿por qué la mujer embarazada de las sociedades tradicionales no tiene niños con amplios niveles de defectos de nacimiento si consumen altos niveles de vitaminas? El hecho es que esta observación sobre el consumo excesivo de vitamina A en la dieta ha sido realizada sobre la base de un sencillo estudio realizado por los científicos del instituto de medicina de Boston, dirigidos por el Dr. Kenneth Rothman, el cual fue publicado en 1995. Existieron muchas cosas que no estuvieron bien en el estudio. Por ejemplo, la cantidad de vitamina A fue calculada basándose en la cantidad guardada en el hígado. Este numero fue multiplicado por dos (debido a que se supone que el hígado está hecho para guardar alrededor de la mitad de la vitamina A del cuerpo) y también dividieron la absorción de la vitamina A sobre el número de días del último trimestre (cuando se espera que la vitamina A se acumule).

Lo que los investigadores del instituto de medicina asumieron fue que la cantidad de vitamina A encontrada en el feto podía ser usada sobre un número de días para el desarrollo. Sin embargo, la naturaleza de la vitamina A es que no fue hecha para ser guardada, pero sí usada. Los científicos tampoco tenían una clave sobre el futuro estado de salud del niño de cualquier manera posible. El estudio también observó mas de 23,000 mujeres que consumían más de 10,000 UI de vitamina A y observaron que la descendencia de aquellas madres estuvo en un riesgo mayor (4.8 veces) de obtener defectos de la cresta neural craneal. La gran cantidad de vitamina A que fue consumida por éstas mujeres también fue obtenida de píldoras y suplementos y no directamente de la comida.

Contrariamente al estudio mencionado, existe una gran cantidad de estudios que han sido realizados para probar que los altos niveles de consumo de vitamina A no son peligrosos. Estos estudios fueron el punto de referencia para los defectos de nacimiento entre la incidencia de defectos de nacimiento en general. La incidencia de defectos de nacimiento fue del 3 al 4% y entre aquellos que consumieron altos niveles de vitamina A estos defectos estuvieron alrededor del 3%; una cifra que se presenta en el extremo inferior del espectro.

Vitamina E

En 1922, la vitamina E fue llamada "el factor X de la fertilidad" debido a que se encontró que las ratas no se podían reproducir sin ella. A pesar de este hecho, los científicos, no han logrado comprobar completamente por qué existe una necesidad determinada de vitamina E durante el embarazo.

Simplemente debido a que los científicos no han logrado comprobarlo no significa que no podamos ver la realidad tal como es. La vitamina E es importante para la reproducción humana. Algunas buenas fuentes de vitamina E incluyen los frutos secos, las semillas, las frutas frescas y los vegetales.

Vitamina D

Cuando alcance el tercer trimestre, comenzará a sentir un gran crecimiento. Este crecimiento también es visible desde fuera y debe saber que su bebé está creciendo en términos de talla con su esqueleto alargándose y volviéndose más fuerte. En las últimas seis semanas de embarazo, cerca de la mitad del calcio que el niño/a tiene al nacimiento es infundido dentro del esqueleto del bebé. Existe también alguna evidencia de que la vitamina D ayuda en el desarrollo de los pulmones e interactúa con la vitamina A para un adecuado crecimiento. También se ha visto que los niveles de vitamina D en la sangre de un recién nacido son casi los mismos que los de su madre.

Con los años, se han realizado numerosos estudios que han proporcionado algo de claridad sobre la manera exacta en la cual trabaja la vitamina D. Esto se debe a que mientras un estudio explica el trabajo de la vitamina D en una dirección, el otro inmediatamente niega los resultados. En 1997, el instituto de medicina estableció que la transferencia de vitamina D de la madre al feto es mínima. También estableció que no existe necesidad de que una mujer embarazada consuma más vitamina D de la que es requerida para mujeres que no lo están. La conclusión pareció extremadamente ilógica debido a que la cantidad promedio de vitamina D recomendada (200 UI por día) para mujeres fue baja en el primer lugar. Lo que usted debe encontrar aun más aterrador es que la academia americana de pediatría, en su comité sobre nutrición y su sección de lactancia Materna, estableció que las 400 UI de vitamina D que ellos recomendaron tempranamente iban a ser cambiadas a 200 UI, la cantidad que el instituto de medicina había recomendado.

Aun más lamentable es que se esperaba que los recién nacidos fueran mantenidos lejos del sol y vestidos completamente cuando fueran llevados al sol. También establecieron que la leche de seno es pobre en vitamina D; no aclarando la situación. Afirmaciones contradictorias, en relación al bajo suministro de vitamina D por parte de las madres y recomendaciones como mantener al bebé lejos del sol, conducen a una perplejidad mayor.

La fundación Weston A. Price la cual ha realizado un fabuloso estudio empírico de las culturas primitivas recomienda 2000 UI por día de vitamina D. Esto se puede obtener del aceite de hígado de bacalao, los mariscos, la mantequilla y la manteca de cerdo. Los niños/as en Finlandia que fueron suplementados con 2000 UI de vitamina D en su primer año erradicaron el riesgo de diabetes tipo 1 durante los próximos 30 años. Este estudio fue realizado entre 10,000 niños/as.

Vitamina K

No muchos científicos entienden bien la manera en la que la vitamina K funciona en el cuerpo o la forma en la cual ayuda al crecimiento del feto. Los profesionales tienen algunas hipótesis de que la vitamina K depende de proteínas como la GLA del hueso o GLA de la matriz, ayudando a la ubicación de las sales de calcio en el lugar correcto donde pertenecen. Esto significa que el calcio se deposita en los huesos y no en las áreas en donde se espera que se formen tejidos blandos. Las encimas que activan la vitamina K dependen de proteínas que están presentes en el feto tan temprano como en el primer trimestre.

Aunque puede que no sepamos el rol que la vitamina K juega en el desarrollo del feto, conocemos las complicaciones severas que pueden aparecer si hay una deficiencia o un bloqueo que no le permita a la madre utilizar la vitamina K. Una madre que consuma un medicamento llamado warfarina durante el embarazo aprenderá esto de la peor manera. El medicamento que seguramente toma para bloquear el mecanismo normal de coagulación puede crear una deficiencia de vitamina K. El bebé nace tal como si la madre tuviera una nariz golpeada en el parto, desarrollando cavidades y placas en la columna, causando cuadriplejia.

Es claro por este ejemplo que la vitamina K es extremadamente necesaria para tener unas proporciones apropiadas del sistema esquelético y también del sistema nervioso. Se dice que algunas que se inyectan vitamina K pueden transportar los nutrientes a la placenta; la cual luego los libera hacia el feto, con base en el nivel requerido. Algunos alimentos que tienen altos niveles de vitamina K incluyen el hígado de ganso, el natto y el queso. La mantequilla y las yemas de huevo también contienen vitamina K en cierta cantidad.

DHA

El DHA o ácido docosahexaenoico es esencial para la formación de neuronas y lípidos cerebrales como la fosfatidilserina. Es también un precursor de un compuesto que es sintetizado para proteger a las neuronas cuando estas son atacadas por radicales libres causados por el estrés. El DHA puede ser creado por el feto, los infantes y los adultos a partir del ácido graso omega-3 y el ácido alfa-linolénico que son encontrados en aceites vegetales. La tasa de conversión es solamente del uno por ciento en el feto y se mantiene a la misma velocidad a través de la vida. Un feto obtiene y almacena DHA de la madre en su cerebro. Este DHA puede también ser obtenido del aceite de hígado de bacalao y de la grasa de pescado en grandes cantidades.

Folato

El rol de folato en el embarazo es probablemente el más familiar para la mayoría de las personas. El folato es un tipo de vitamina B que es requerido para la adecuada producción de ADN y sabemos que se requiere producir nuevo ADN para el crecimiento del niño/a. El folato también ayuda a prevenir los defectos de los nervios. Ayuda en el incremento del peso del niño/a y previene los abortos espontáneos, los retrasos mentales y las deformaciones de la boca.

Se considera que los niveles recomendados de folato durante el embarazo deben ser de 600 microgramos por día. Aquellos que recomiendan este nivel también establecen que niveles más altos pueden causar un descenso del recuento de glóbulos rojos en la madre a niveles bajos. También se asume que la mitad de la cantidad requerida viene de la comida y la mitad restante necesita ser suplementada.

El hecho es que la cantidad de folato que es absorbida por el cuerpo depende mucho del nivel presente de Zinc. Sumado a lo anterior, el folato sintético necesita ser convertido a un folato que pueda ser utilizado. Esta conversión es normalmente limitada a 200 microgramos por dosis. Con el tiempo, esta capacidad también se puede reducir a niveles más bajos. Las comidas ricas en folato incluyen, el hígado, las legumbres y los vegetales de hoja verde.

Colina

Una baja ingesta de colina es asociada con un riesgo muy alto (cuatro veces más) de tener defectos en el tubo neural. La colina esta muy relacionada con el folato tanto como esta puede ser convertida en un compuesto llamado betaína que trabaja como un sustituto del folato en algunas reacciones.

Sumado a lo anterior, debe saber que la colina está directamente relacionada con el desarrollo del cerebro en el feto. El desarrollo de neuronas colinérgicas que se forman desde el día 56 del embarazo hasta el final de los tres meses requiere de colina. De hecho, este es un elemento que necesita proporcionar a su niño/a, incluso después de que ha nacido y al menos hasta que alcance los 4 años de edad. En ese momento, la producción y diferenciación de las neuronas y de sus sinapsis están completas.

Los estudios realizados en ratas que fueron alimentadas con altos niveles de colina mostraron que estas produjeron una descendencia con 30% de altos niveles de memoria viso-espacial y auditiva. Las ratas bebés fueron observadas a lo largo de su vida y se vio que no desarrollaron ninguna senilidad relacionada a la edad y que fueron mucho más resilientes al ataque de neurotoxinas.

A pesar de que la recomendación para la administración diaria (RDA) de colina para las mujeres embarazadas es de 425 miligramos por día, los estudios ya mencionados muestran que tres veces esta cantidad puede proveer beneficios duraderos a la descendencia. Algunas de las comidas que usted puede consumir para incrementar su ingesta de colina incluyen hígado, yemas de huevos, carnes, frutos secos y legumbres.

Glicina

Un aminoácido llamado Glicina puede ser el factor limitante en el proceso de la síntesis de proteínas. El feto puede o bien tomar la glicina directamente de la sangre de la madre o puede usar el folato para fabricarla a partir de la serina. Es importante que las madres reciban adecuados niveles de glicina por medio del consumo de caldos de piel o hueso (consomés).

Muchas personas creen que la cantidad de atención que se le presta a la nutrición no se justifica durante el embarazo. Las mujeres que tienen miedo a engordar y que quieren apegarse a sus dietas enfermizas para perder peso, incluso durante el embarazo, comienzan creyendo en el mito de que el crecimiento de su bebé depende de su arsenal genético. Ciertamente, tienen razón, pero solo en una pequeña parte. La verdad completa es que los genes limitan el tamaño al cual usted puede crecer y desarrollarse en algunas áreas específicas. Sin embargo, si el feto no esta nutrido con los nutrientes y minerales adecuados, probablemente el niño/a tendrá algún tipo de deficiencia, deformación o retardo.

En un estudio de 1995, 62 casos de donantes de óvulos fueron estudiados. Fue interesante notar que el peso al nacer de un recién nacido no se correlacionó bien con la donante, pero estuvo muy relacionado con el peso de la receptora. Las razones son muy simples de entender. El ambiente, en el cual el feto es alimentado, decide el nivel al cual el niño va a progresar. Si consume menos de 25 gramos de proteína y más de 265 gramos de carbohidratos en la última parte del embarazo, el peso de su recién nacido disminuirá. Esta clase de nutrición proporcionada en el último trimestre está también muy estrechamente relacionada a la hipertensión o a una alta tención arterial a la edad de 40 años y por encima de esa edad.

Ácidos Grasos

Muchos investigadores sienten que el requerimiento de ácidos grasos es mucho más alto en los varones. Pero no muchas personas hablan de los más de 300 estudios publicados por Medline, que han sido realizados en relación a los requerimientos de EFA (ácidos grasos esenciales) y la situación de las mujeres durante los años reproductivos. Los estudios han mostrado que los niveles de ácidos grasos esenciales en las mujeres son fundamentales para una reproducción y lactancia exitosas.

Se considera que los requerimientos de EFA para las mujeres en embarazo deben ser del 6% de la ingesta calórica total. Incluso una pequeña deficiencia puede obstaculizar el crecimiento apropiado del feto. Mientras algunos informes, como el Informe de Roma de la FAO/WHO, han recomendado un incremento en el consumo de grasa total, especialmente en países en donde la malnutrición es una preocupación, la Organización Mundial de la Salud aun reporta una deficiencia en la ingesta de grasa en la mayoría de los países en desarrollo.

El EFA elongado es un precursor de prostaglandinas que son importantes para mantener el embarazo. Los investigadores también han reportado que existe una reducción significativa en el EFA elongado durante el embarazo y haciendo frente a la alta demanda de los mismos, especialmente el DHA es difícil. Por lo tanto, un suplemento extra es un aspecto necesario de un embarazo saludable. El investigador alemán Dr. Gerard Hornstra ha notado específicamente que las mujeres deben reducir su consumo de ácidos grasos trans que vienen de la "hidrogenación industrial de aceites comestibles".

Algunas de las fuentes más confiables del acido graso omega-3 elongado incluyen grasa de pescado como la del salmón oceánico y el atún, el aceite de hígado de balao y yemas de huevos. Las vísceras de gallinas bien alimentadas y de animales de pastoreo pueden también ser usadas.

Vitamina B6

El rol de la vitamina B6 ha sido ampliamente cuestionado durante el embarazo. La mayoría de las veces, se les pide a las mujeres que incrementen su ingesta de comida rica en hierro o se les da suplementos de hierro para asegurarse de que no haya riesgo de anemia durante el embarazo. El hecho es que los niveles de hierro y de vitamina B6 caen drásticamente durante el tercer trimestre y existen grandes posibilidades de anemia concurrente por deficiencia de vitamina B6. Esto puede ocurrir incluso cuando tiene adecuados suministros de hierro en la sangre.

La anemia durante el embarazo puede afectar adversamente el desarrollo mental del feto. La anemia causada por la vitamina B6 no puede ser diferenciada de la anemia causada por deficiencia de hierro por medio de análisis sanguíneos y reportes.

Cuando los niveles de vitamina B6 son más bajos en una mujer embarazada, es probable que los niveles de vitamina B6 en la leche de seno también permanezcan bajos. El cuerpo no tiene la habilidad para regular la cantidad de vitamina B6 en la leche de seno en grandes proporciones. Esto significa que las mujeres que no tomen niveles adecuados de vitamina B6 no tendrán la capacidad de producir una leche materna que tenga los niveles adecuados. Un grupo de investigadores concluyó que un mínimo de 3.5 a 4.9 mg de vitamina B6 es requerido para mantener los niveles adecuados de la misma en la leche materna. Esto es el doble de la cantidad que se considera debe ser el complemento diario recomendado.

Carbohidratos

Los carbohidratos consisten principalmente de almidones, azúcares, celulosa y gomas. Antes de que comience a entender si los carbohidratos son buenos para consumir durante su embarazo o no, necesita saber que existen dos clases de carbohidratos- simples y complejos. Los carbohidratos simples son aquellos encontrados en comidas como dulces, frutas, alimentos cocidos al horno, y los carbohidratos complejos son los que puede encontrar en los vegetales, fríjoles, granos enteros y frutos secos. Los carbohidratos simples son a menudo considerados una fuente instantánea de energía. Los carbohidratos complejos necesitan más tiempo para ser digeridos.

No existe duda sobre el hecho de que los carbohidratos proveen energía al cuerpo. También es cierto que cuando son digeridos, además de la energía, producen glucosa, hay una producción de insulina, adrenalina y cortisol. Estos compuestos pueden causar complicaciones con enfermedades como la diabetes, cáncer, enfermedad cerebrovascular, complicaciones cardiacas, problemas con los vasos sanguíneos, desordenes nerviosos y más. También estamos aprendiendo que pueden tener efectos adversos en la salud de los huesos.

El Dr. Loren Cordain, especialista en nutrición, cree que de dos a tres porciones de grano por día son la máxima cantidad que se requiere para un individuo. Quizá usted ha escuchado a muchos vegetarianos reacios a hablar sobre cómo el hombre no fue hecho para comer carne y que nosotros fuimos originalmente diseñados para comer plantas. Pero la historia nos muestra otra cosa. El sistema humano no fue creado para consumir alimentos altos en carbohidratos pero sí alimentos altos en proteínas. Esto es algo que puede ser comprobado si miramos algunos estudios de fósiles que muestran que la estatura de los primeros agricultores era muy reducida. Existía también un alto nivel de mortalidad en comunidades que fueron nuevamente introducidas a la agricultura y a una vida basada en la agricultura.

En las palabras del medico Dr. Joseph Brasco:

"En un análisis de 51 referencias que examinó las poblaciones humanas de todo el mundo y de diferentes épocas, mientras realizaron su transición de cazadores-recolectores a agricultores, un investigador concluyó que existió una reducción general en la calidad y en la cantidad de la vida. Ahora existe evidencia empírica y clínica sustancial que indica que muchos de estos cambios deletéreos están directamente relacionados a las dietas predominantemente a base de cereal de aquellos primeros agricultores. Debido a que el 99.99% de nuestros genes se formaron antes del desarrollo de la agricultura, desde una perspectiva biológica, aun somos cazadores-recolectores".

Uno simplemente tiene que observar la manera en la que nuestra dieta ha cambiado hoy en día para entender la cantidad de complicaciones que las mujeres tienen en términos del embarazo. La dieta a la que el hombre primitivo y tradicional estaba acostumbrado estaba repleta de proteínas que eran ganadas de la comida marina y de las carnes. El hecho, sin embargo, fue que aquellas mujeres primitivas realizaron todo el trabajo casero por ellas mismas. Ellas no tuvieron niñeras que cuidaran a sus hijos. Ellas no tuvieron máquinas lavaplatos y lavadoras y por lo tanto se mantenían ocupadas y ejercitadas. Ellas no estuvieron en riesgo de tener obesidad, tal como lo tenemos hoy en día con todos los utensilios que nos ayudan en la realización de las tareas diarias.

La actividad física se ha reducido y el tiempo libre que tenemos a disposición ha sido remplazado con actividades que no demandan mucho esfuerzo. Sentarse en el computador y trabajar en la red, o completar nuestro trabajo, no significa tanto ejercicio como lo hace el limpiar la casa y cuidar a los niños.

Con la falta de ejercicio y una cantidad adicional de carbohidratos que consumimos a causa de las comidas procesadas y de los granos refinados, el resultado son grandes cantidades de secreción de insulina. A pesar de que la insulina ayuda con el metabolismo del azúcar, también estimula la acumulación de grasa alrededor de la cintura. Estimula también el apetito e incrementa las posibilidades de enfermedades cardiacas, escoliosis y cáncer, la insulina también es conocida por incrementar la producción de proteína c- reactiva la cual acelera la inflamación y el envejecimiento. Altos niveles de insulina en la sangre pueden también llevarnos a una inhabilidad para almacenar calcio y magnesio, causando una gran cantidad de daño a los huesos.

La cantidad de azúcar que consumimos hoy en día nos causa muchos problemas, especialmente para las mujeres embarazadas. A pesar de que no hay nada malo con el azúcar como tal, la clase de comidas ricas en carbohidratos que consumimos están despojadas de toda la proteína, vitaminas y minerales. Digerir azúcares refinados sin la presencia de otros nutrientes es imposible. Un metabolismo incompleto de los carbohidratos genera la producción de acido pirúvico. Este se comienza a acumular en el cerebro, en el sistema nervioso central y en los glóbulos rojos. Estos metabolitos tóxicos interfieren con la respiración celular, causando que estas células mueran.

El abuso con los carbohidratos es la causa real de la obesidad que estamos observando alrededor del mundo. Todo el mundo parece culpar al contenido graso de nuestra comida de este fenómeno. Si puede eliminar los azúcares de su dieta y asegurarse de consumir granos enteros (en lugar de los refinados), puede asegurar que estará saludable y libre de toxinas.

También es extremadamente importante que entienda lo que es bueno para su cuerpo y lo que no. Muchas personas se confunden con las etiquetas que dicen "libre de azúcar" y las asumen como una opción saludable. Tenga cuidado de tal tipo de cosas, especialmente cuando usted está embarazada debido a que aquellas comidas, en la estantería del supermercado, pueden contener aditivos y derivados que no puede permitirse comer. Algunas de estas comidas contienen aspartame, un sustituto del azúcar que es conocido por ser canceroso.

Otras comidas que son etiquetadas con jarabe de maíz, aceite de maíz, harina de maíz, almidón de maíz, goma xantana y maltodextrina son también más o menos igual de peligrosas para usted y su bebé. Los edulcorantes de maíz han sido usados desenfrenadamente en el mundo occidental como sustitutos del azúcar, pero esto también ha sido maligno. Hoy en día son una de las razones más comunes para la obesidad y la diabetes.

Un exceso de carbohidratos produce altos niveles de insulina que a su vez llevan el cuerpo a producir un exceso de cortisol el cual es el responsable de la desmineralización de los huesos, entre otras cosas. Cuando los minerales de los huesos son eliminados junto al tejido conectivo, se lleva a la osteoporosis y a la enfermedad degenerativa de disco. Considerando su escoliosis y la etapa de la vida en la que usted se encuentra, la salud de sus huesos es extremadamente importante y usted se debe asegurarse de estar en un estado saludable para poder cargar el peso de su hijo durante los nueve meses sin el menor sufrimiento.

La información adicional, que necesita tener al momento de tomar decisiones sobre la dieta del embarazo que deberá seguir, es que complementar los requerimientos de calcio y de magnesio de su cuerpo bebiendo leche, yogurt y productos lácteos no ayuda mucho. Esto se debe a que la ingesta adicional de carbohidratos reduce los minerales en el cuerpo, como calcio, magnesio, manganeso, cromo, zinc, cobalto y cobre. Esto se debe principalmente a que el proceso para digerir los azúcares causa acidez en el sistema, conllevando una reducción de esos minerales esenciales.

Pero esto no significa que su cuerpo no necesite de carbohidratos. Los mejores carbohidratos a consumir son los presentes en los vegetales. Los vegetales proporcionan una buena fuente de los carbohidratos que necesitamos. Debido a que los vegetales que consume tienen una adecuada cantidad de fibra en ellos, aseguran que la digestión será más lenta. A pesar de que esta explicación es cierta para las zanahorias y el maíz, esto no aplica realmente a las patatas si están fritas (como es el caso de las patatas fritas). Las patatas son excepcionalmente altas en carbohidratos y no contienen el nivel adecuado de fibra para asegurar la digestión lenta.

La mejor opción disponible en cuanto a vegetales son los cultivados orgánicamente. Asegúrese de comprar un producto orgánico que esté fresco. Si esto es algo que usted no puede conseguir en su medio, entonces opte por frutas frescas y vegetales. Los vegetales enlatados o congelados no son realmente una opción saludable.

Otro mito del cual usted debe estar alerta es que todas las frutas son saludables. No existe duda de que las frutas son una buena fuente de fibra y de algunos de los minerales que usted puede necesitar durante su embarazo. Recuerde que ellas contienen fructosa en altas cantidades y la fructosa es un azúcar. El cuerpo por lo tanto responderá a la fructosa tal como lo hace con el azúcar. Así que a pesar de que usted consuma frutas durante su embarazo, necesita limitar su consumo, con el fin de asegurarse de no consumir grandes cantidades.

Proteína

Todo el mundo sabe que las proteínas son importantes para el crecimiento y la reparación del cuerpo. Esta es la razón por la que son llamadas los "bloques constructores" para la nutrición, el crecimiento y la reparación. Las proteínas son de hecho aminoácidos que se unen en diversas combinaciones para formar encimas que pueden ser usadas para diferentes funciones.

A pesar de que los vegetales contienen algunos aminoácidos, únicamente los productos animales pueden proveer los ocho aminoácidos esenciales. Las legumbres son altas en proteína vegetal y también proveen fibras y minerales. Estas no contienen todos los aminoácidos esenciales que el cuerpo necesita. Por lo tanto, la proteína animal es necesaria si quiere asegurarse de tener una nutrición completa en proteínas.

Muchas personas pueden advertirla sobre los daños de comer mucha carne de res o carne roja. El problema no radica en la carne, pero si en la manera en la que es procesada y llega hasta usted. Hasta mediados del siglo XX las vacas que fueron sacrificadas para el consumo de carne fueron alimentadas de hierba. Estas vacas fueron alimentadas por un periodo de cuatro a cinco años. Hoy en día las vacas son alimentadas de maíz o granos y están listas para el mercado entre 14 y 16 meses. Esto es genial para los negocios, pero definitivamente no es bueno para las personas que consumen este tipo de carne.

Las vacas alimentadas de granos y maíz, son más propensas a tener alguna clase de enfermedad. Las vacas son rumiantes y su sistema no está creado de una manera que pueda permitir la digestión del grano. El estómago tiene los jugos exactos para fermentar hierba, pero no grano. Las vacas criadas con hierba son también más delgadas. La carne de reses alimentadas con hierba además le proporciona los ácidos grasos omega-3 extras que usted necesita cuando está embarazada.

La proteína que debe consumir cuando está embarazada debe venir de comida de mar y de filetes de carne de res alimentada con hierba. Estos últimos han probado ser una buena fuente de ácidos grasos omega-3, ácido linoleico conjugado, beta caroteno, altos niveles de vitaminas A y E, además de no tener riesgo de infecciones bobinas.

Tampoco hay duda de que el pescado y la comida de mar son las mejores opciones para que una madre en embarazo obtenga todas sus proteínas. El problema aquí no es con el pescado como tal, pero sí con la manera en la cual es cultivado y criado. La mayoría del pescado que ve en el supermercado es probablemente de un criadero. Debido a que estos piscicultores están concentrados principalmente en sus ganancias, grandes cantidades de pescado son mantenidas en áreas pequeñas. La sobre población puede causar daños y enfermedades al pescado. Para asegurarse de que estos no desarrollen infecciones, los pescados son alimentados con antibióticos y químicos. A algunos se les dan incluso hormonas y drogas mientras otros son modificados genéticamente. Existen también diversos trucos que estos granjeros utilizan para hacer al pescado más rosado con el fin de venderlo más fácilmente y a un precio más alto. Por ejemplo, al salmón cultivado se le brinda a menudo cantaxantina y la astaxantina para hacer que su carne se vea más rosada. El salmón natural que vive en el mar, se alimenta de camarones y de krill, algo que le da a su carne un rosado natural sin la necesidad de químicos. El pescado más sano para consumir en caso de que usted no tenga acceso al pescado natural incluye salmón del pacífico, pargo, robalo rayado, sardinas, eglefino y la platija del Pacífico.

Otra fuente genial de proteína son los huevos. Si le han advertido que se aleje de los huevos debido a que están cargados de colesterol o causan enfermedades cardiacas, entonces quizá necesite dejar de escuchar a esas personas. Los huevos son una muy buena fuente de todas las clases de minerales que usted necesita, excepto vitamina C. Tiene grandes cantidades de vitamina A y D que luchan contra los radicales libres. También son altos en proteínas; los bloques constructores requeridos en grandes cantidades por la madre para su feto.

Necesita tener cuidado con los huevos que son producidos artificialmente. Debe asegurarse que los huevos que consume cuando está embarazada son de gallinas alimentadas con comida natural. Los huevos pueden ser o bien hervidos o consumidos con la yema hacia arriba, debido a que esto asegura que la yema no entre en contacto con la clara, algo que la oxida.

Grasas

The most important things that we need to discuss are the myths associated with fats. This is also because there are many myths that are associated with this element of the food pyramid. So here are some of the things that you may have heard about very often, making you believe them automatically.

- **El consumo de grasas puede generar problemas cardiacos** — las grasas animales, en particular, son culpadas por el nivel de colesterol y grasas saturadas que contienen. La incidencia de enfermedades cardiacas en América se incrementó drásticamente entre el periodo de 1920 y 1960. Este fue el momento en el que el consumo de grasa animal disminuyó y cuando se incrementó el consumo de vegetales hidrogenados y procesados industrialmente (USDA-HNIS).

- **Las arterias se obstruyen con grasas saturadas** — existen estudios que prueban que las grasas que obstruyen las arterias son insaturadas. Esta proporción es del 74% y por lo tanto desafía todo lo que se dice sobre las grasas saturadas obstruyendo a las arterias.

- **La grasa animal puede causar cáncer** — sólo tiene que mirar la decreciente cantidad del consumo de grasa animal en el país para saber que esto no es la verdad. Las personas están consumiendo menores niveles de grasa animal y una gran mayoría se ha vuelto vegetarianos y veganos. Sin embargo la incidencia del cáncer no se ha reducido, por el contrario se disparó.

- **Las dietas bajas en grasa pueden ayudarla a sentirse mejor** — este es un mito que las personas confunden con el ejercicio. Mientras que comenzar una rutina de ejercicios la hará sentiré mejor con usted misma, consumir bajos niveles de grasa este es un mito que las personas confunden con el ejercicio. Mientras que comenzar una rutina de ejercicios la hará sentiré mejor con usted misma, consumir bajos niveles de grasa.

- **La dieta del hombre de las cavernas fue baja en grasa** — esto no puede estar más allá de lo cierto. Las poblaciones primitivas no consumieron grasas hidrogenadas, pero si una gran cantidad de grasas animales del pescado, los mariscos, los mamíferos marinos, las aves de tierra, los cerdos, las ovejas, las cabras y los frutos secos. (Abrams, Comida y Evolución 1987).

Se dice que existen algunos tipos de grasa que no son saludables. Estas son las grasas que pueden realmente causar enfermedades y condiciones que son, a parte de eso, asociadas con las grasas en general. Algunas de las áreas de preocupación incluyen cáncer, enfermedades el corazón, un sistema inmune comprometido, esterilidad, dificultades para el aprendizaje, problemas en el crecimiento y osteoporosis.

Los aceites parcialmente hidrogenados y los hidrogenados no son buenos para la salud. Sumado a lo anterior, los aceites líquidos industrialmente procesados, como el aceite de soya, el aceite de maíz, el aceite de cártamo, el aceite de semillas de algodón y el aceite de canola tampoco son saludables. Incluso las grasas y aceites que son calentados a altas temperaturas mientras se fríe no son buenos para ser reusados.

La hidrogenación solidifica los aceites líquidos y ayuda a incrementar la vida útil de la grasa. También añade sabor a las comidas. Algunas de las comidas más comunes en las cuales se añaden aceites hidrogenados incluyen margarina, galletas saladas, productos de panadería, bizcochos, bocadillos y alimentos procesados.

Pregúntele a alguien y muy probablemente le dirán que las grasas saturadas deben ser culpadas de todos los problemas relacionados con la salud que uno esté padeciendo. Pero la realidad es completamente diferente. Los aceites vegetales procesados son la causa real de todos los problemas, debido a que contienen altos niveles de radicales libres que causan todas las enfermedades.

Las grasas saturadas son buenas para los seres humanos debido a que somos animales de sangre caliente. No funcionamos a temperatura ambiente. Estas grasas proporcionan la dureza que es requerida para nuestras membranas celulares y para que nuestros tejidos permanezcan saludables. Las grasas saturadas también incrementan la inmunidad y ayudan a una mejor comunicación intercelular. Estas ayudan a que los pulmones funcionen mejor y aseguran que los riñones y el sistema hormonal trabajen apropiadamente.

Otro aspecto importante que una madre embarazada debe conocer es que las grasas son de mucha ayuda en el trabajo del sistema nervioso. Por lo tanto, para asegurar un buen sistema nervioso para su bebé, usted necesita consumir la cantidad adecuada de grasa saturada.

Aunque las grasas pueden ser descritas como demonios en la sociedad occidental, uno tiene que mirar la dieta esquimal para pensar diferente. Más del 50% de la ingesta calórica en una dieta esquimal viene de la grasa y a pesar de que sus niveles de enfermedades cardiacas no son diferentes (son de hecho inferiores) que los de los americanos o canadienses. Al mismo tiempo, lo que es importante es que la grasa que estas personas consumen vienen de animales salvajes y no de animales alimentados en granja que son criados y alimentados con comida a base de químicos o drogas.

Una excelente fuente de buena grasa saturada es el coco. Entre las tres diferentes clases de grasas saturadas, el coco contiene el tipo más saludable de grasa saturada. Un estudio realizado en el 2004 y publicado en la revista Clinical Biochemistry mostró que el aceite de coco baja el colesterol total y el LDL (el colesterol malo).

La cadena media de ácidos grasos (MCFA), que son abundantes en el aceite de coco, puede se digerida fácilmente. Esta va directamente al hígado en donde se transforma en energía en lugar de ser almacenada como grasa. Este método coloca una menor carga de trabajo en el páncreas y en el sistema digestivo en el momento de la digestión.

Una gran parte de la investigación que fue conducida por el Dr. Price de la fundación Weston A. Price se refiere a los "Activadores liposolubles". Estas son vitaminas, llamadas A, D y K las cuales son catalizadores para la absorción de minerales. Esto quiere decir que una gran parte de lo que comemos no puede ser absorbido apropiadamente si no tenemos "aquellos activadores" en la cantidad requerida. Las dietas tradicionales contienen más de 10 veces la cantidad de aquellos nutrientes.

Lo bueno es que la investigación moderna también valida los hallazgos del Dr. Price. Nosotros sabemos que la vitamina A es necesaria para el metabolismo de las proteínas y minerales y en la prevención de defectos de nacimiento. También es necesaria para el apropiado desarrollo del feto y de los infantes, sumado a la producción de hormonas sexuales y del estrés, para la función tiroidea y para unos ojos y huesos saludables.

La vitamina D es esencial para tener unos huesos saludables y un adecuado tono muscular, para el correcto funcionamiento del sistema nervioso, para la salud reproductiva y de diversas condiciones psicológicas. La vitamina K, por otra parte, ayuda al apropiado desarrollo del esqueleto, a la reproducción y a la protección contra la calcificación e inflamación de arterias. Existe también la creencia de que estas vitaminas trabajan de manera sinérgica.

Cuando consume grasa saturada junto a estas vitaminas, se asegura de que hay un desarrollo físico y mental óptimo para su hijo/a. la vitamina A puede ser encontrada en fuentes animales tales como la carne de res, los pescados grasos o azules, el aceite de hígado de bacalao, la yema de huevo y los productos lácteos. Un precursor de la vitamina A es el beta caroteno que puede ser encontrado en los vegetales de hoja verde y en los vegetales de colores brillantes como las zanahorias. La vitamina D es producida en el cuerpo cuando este se expone al sol. La vitamina K también es fabricada por su cuerpo con el uso de bacterias benéficas de los intestinos. Esta es la razón por la cual el consumir alimentos fermentados, como el natto y el kéfir son benéficos. Otras comidas que contienen vitamina K incluyen repollo, coliflor, espinacas y el brócoli.

Probióticos

Los probióticos son extremadamente importantes si quiere mantenerse libre de enfermedades durante los meses de su embarazo. Esto se debe a que el 80% del sistema inmune reside en el tracto gastrointestinal. Existen más de 500 especies de bacterias que viven en este tracto en cualquier. Existen alrededor de 100 trillones de bacterias que viven dentro de usted. Esto es más de 10 veces el número total de células que usted tiene en su cuerpo.

El balance ideal entre las bacterias malas y buenas es del 85 al 15%. Los probióticos ayudan incrementando el número de bacterias buenas, con lo que balancean la flora en su cuerpo. Las personas han usado alimentos fermentados como el yogurt para incrementar el nivel de bacterias buenas en el cuerpo. En India, las personas aún consumen una bebida a base de yogurt llamada Lassi antes de cada comida. Los búlgaros también consumen una gran cantidad de leche fermentada y kéfir, y ellos son conocidos por su longevidad. En las culturas asiáticas, la fermentación del nabo, el repollo, la berenjena, los pepinos, las calabazas, las cebollas y las zanahorias es común.

Junto a los probióticos, el Kefir contiene triptófano, un aminoácido que puede tener un efecto relajante en el sistema nervioso central. También contiene grandes cantidades de calcio y de magnesio y es una rica fuente de vitamina B12, B1 y K. La comida fermentada o los alimentos cultivados, son alimentos que son parcialmente digeridos por enzimas, hongos o bacterias buenas. Esto hace a los nutrientes en la comida más bio-disponibles que de otra manera. La elaboración de comida cultivada como chucrut es fácil. Usted puede triturar un repollo y otros vegetales y empacarlos en un recipiente hermético. Déjelos fermentar en una temperatura cálida por unos pocos días. Durante la etapa de fermentación el azúcar se reducirá a almidones y ácido láctico. Una vez que la fermentación se haya realizado, puede reducir el nivel de fermentación colocando los vegetales en un refrigerador. Con el tiempo los vegetales se tornan "vinagres" por así decirlo. Las encimas en las comidas fermentadas también ayudan a digerir la comida que es ingerida junto a ellas.

Realizando su propio Kéfir

El Kéfir, que traducido literalmente significa "sentirse bien" en turco, es una comida ancestral rica en encimas llena de microrganismos buenos, que ayuda a balancear su "ecosistema interno" para mantener una optima salud y fortalecer su inmunidad.

Ingredientes:

* 50 gramos (1¾ oz) de granos de kéfir o de cultivo inicial de kéfir
* 500 ml (1/2 litro) de leche fresca

Preparación:

* Quitar los gránulos de kéfir del empaque previo del cultivo inicial, utilizando un tamiz o colador.
* Sacuda los gránulos de kéfir para remover el exceso. El enjuague no es necesario (pero es opcional, enjuague en leche fresca).
* Coloque los gránulos de kéfir en un frasco o jarra de vidrio con leche fresca. Generalmente, mantenga una proporción de granos de kéfir en leche de aproximadamente 1:10.
* Ubique a un lado para fermentar a temperatura ambiente durante un máximo de 24 horas.

Nota: el kéfir sin leche puede ser fabricado de agua azucarada, jugo de fruta, jugo de coco, leche de arroz, o leche de soya. Sin embargo los gránulos de kéfir dejarán de crecer en estos líquidos, así que lo mejor es solo utilizar el excedente de granos de kéfir o el polvo iniciador de kéfir para esto.

Dos recetas de verduras cultivadas

El tradicional chucrut
Ingredientes:

* Un repollo fresco de tamaño mediano, rojo o verde
* Agua sin cloro
* Vegetales "cultivo inicial"

Preparación:

* Ralle el repollo ya sea con la mano o con un procesador de alimentos.
* Coloque el repollo rallado en un recipiente grande.
* Machaque el repollo.
* Mezcle 1 paquete de vegetales fermentados con el agua filtrada.
* Coloque el repollo machacado y los jugos en una jarra de vidrio mediana.
* Presione el repollo firmemente mientras vierte el agua cultivada a la jarra hasta que el repollo este completamente sumergido. La mezcla debe ser de al menos una pulgada desde la parte superior de la jarra
* Cubra el recipiente y déjelo reposar de 3 a 7 días a temperatura ambiente.
* Después de que se fermente, guárdelo en un refrigerador.

Una vez en el refrigerador, este puede durar de 2 a 3 meses según el método usado para la preservación. Los vegetales como las zanahorias, el coliflor, el wakami, el chile y el jengibre pueden ser añadidos para hacerlo más interesante.

Kimchi (chucrut Coreano)
Ingredientes:
- 1 cabeza de repollo, sin semillas y rallado
- 1 manojo de cebolla verde picada
- 1 taza de zanahorias, ralladas
- 1/2 taza de rábano daikon rallado (opcional)
- 1 cucharada de jengibre, rallado
- 3 dientes de ajo, pelados, machacados y picados
- 1/2 cucharadita de hojuelas de chile seco
- 1 cucharada de sal marina del océano, es decir, " sal del mar céltico, o del Himalaya"
- 1 paquete de cultivo inicial de vegetales.

Preparación:
- Coloque los vegetales, el jengibre, las hojuelas de chile rojo, la sal oceánica y agua preparada con el cultivo iniciador en un recipiente y golpéelos con un mazo de madera para liberar los jugos.
- Colóquelo todo en una jarra de boca ancha con una tapa de ajuste hermético.
- Presione hacia abajo firmemente con un mazo hasta que los jugos salgan hacia la parte superior de la mezcla. El jugo debe cubrir completamente los vegetales, y la parte más alta de los jugos y de la mezcla debe estar al menos una pulgada debajo de la parte más alta de la jarra, para dejar espacio para la expansión.
- Atornille la tapa firmemente y manténgala a temperatura ambiente (de 68 a 77 grados Fahrenheit) por 3 días (72 horas).
- Después de 3 días, se debe guardar en el refrigerador o en algún otro lugar frio.

Omega 3

Un nutriente que ha sido muy descuidado en las dietas modernas es el ácido graso omega-3. Este ácido graso no es solo importante para la concepción, también es importante para el desarrollo del embarazo. A pesar de que las dietas tradicionales contenían ácidos grasos de manera que la proporción de omega-6 a omega-3 era de 1:1, las dietas modernas tienen mucho más omega 6. La proporción se ubica en algún lugar entre 50:1 y 20:1. Lo que nosotros, por lo tanto, necesitamos hacer, es incrementar la cantidad de omega-3 y reducir el omega-6. Algunos ácidos grasos que son ricos en omega-3 incluyen el ácido alfa linoleico (ALA), el ácido eicosapentaenoico (EPA) y ácido docosahexaenoico (DHA).

El ALA puede ser obtenido de fuentes vegetales como las semillas de lino y las nueces. Pero los EPA y DHA pueden ser obtenidos principalmente de la vida marina. Usted también puede mejorar la proporción de omega-6 a omega-3 cambiando el tipo de carne que consume. El ganado de pastoreo tiende a tener una proporción de omega-6 a omega-3 de 0.16:1; considerado ideal para una dieta saludable. Esta proporción no sólo ayuda en la lucha contra los problemas de salud relacionados con la degeneración del hueso, también ayuda en el mantenimiento del funcionamiento normal de corazón, reduciendo la inflamación y proporcionando un apropiado desarrollo nervioso del feto.

A costa de ser repetitivo, pero con el deseo de resumir, abajo hay unos puntos que necesita tener en cuenta para poder crear la mejor dieta de embarazo.

* No coloque su fe en lo que los modernos libros de embarazo le digan, sin pensar por usted misma. Muchos de esos libros están basados en mitos que han sido traídos a nosotros con los años. Además, están influenciados por lo que los fabricantes de diversos productos alimenticios quieren que creamos.

* Retroceda a la dieta primitiva que nuestros ancestros tenían y estará agradecida de volver a sus raíces.

* No asuma que todos los tipos de grasa son malos y poco saludables. Asegúrese de tener adecuados niveles de grasas

saturadas de manera que los "activadores" puedan hacer bien su trabajo.

- Los ácidos grasos en una proporción adecuada son extremadamente importantes.

- La mejor manera de asegurar una buena dieta es "retroceder a lo básico" y consumir una carne que venga de animales criados naturalmente como aquellos alimentados con hierbas y los peces salvajes que no son criados en granjas.

CAPÍTULO 12
Ejercicios para seguir durante el embarazo

El cuerpo de una mujer atraviesa muchos cambios cuando trae al mundo a un bebé. Mientras algunas aceptan los cambios que suceden en su cuerpo durante el embarazo, a muchas les cuesta aceptar o vivir el tiempo que necesita el cuerpo para estar en forma después del parto. Algunas veces los medios de comunicación son los culpables de todas las imágenes irreales de mujeres que recuperan su físico tan pronto como el bebé nace. Pero si lee bien, entonces quizá ya sabe que no se debe creer en esto.

Existen diversos beneficios de ejercitarse durante el embarazo y después del parto. Físicamente, podrá ser capaz de lograr una mejor estabilidad lumbo-pélvica, tener una postura correcta y unos músculos más preparados para regresar a sus tamaños iniciales. Usted deberá estar preparada también para cuidar de su espalda, y de las áreas abdominales y pélvicas; un aspecto con el que necesita tener mucho cuidado debido a su escoliosis. El ejercicio ha sido conocido también por ayudar a tener proporcionar una mejor inmunidad, una mejor calidad de sueño (y usted necesita mejorar en calidad debido a que la cantidad se reducirá en cuanto entre en el tercer trimestre y se reducirá aun más después de su parto), una mejor digestión y una más rápida curación.

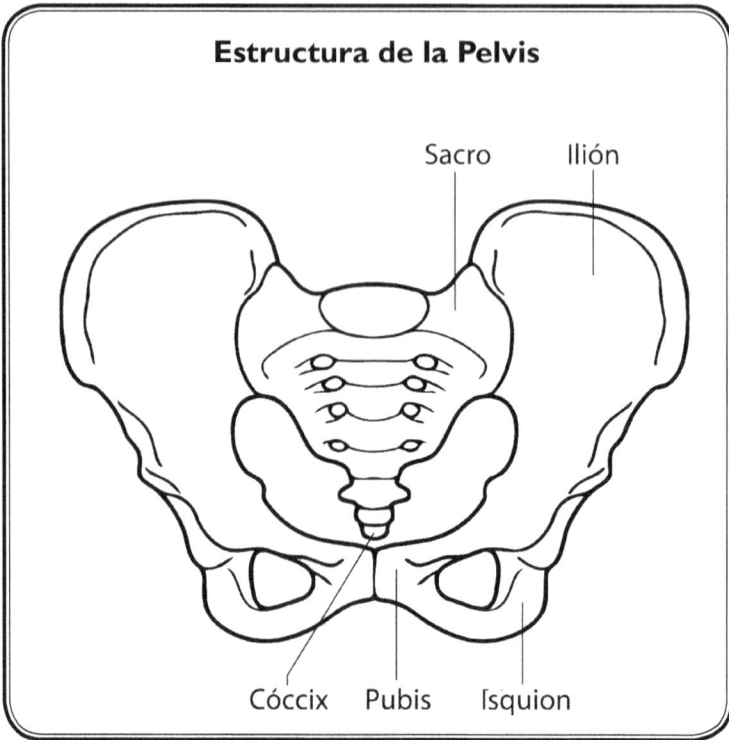

Estructura de la Pelvis

Sacro   Ilión

Cóccix   Pubis   Ísquion

Pero antes de que usted se sumerja en los ejercicios específicos que debe realizar durante y después del embarazo, es importante entender lo que realmente le sucede a la estructura del cuerpo, especialmente en relación a nuestra postura, los huesos de las caderas (pelvis) y columna.

La pelvis se compone de 5 huesos - el iliaco o la parte de la pelvis, el isquiático o la parte gruesa inferior de la pelvis que lleva a una parte llamada "huesos para sentarse", el pubis o el frente de la región de la pelvis donde su unen los dos huesos, el sacro o hueso triangular que está compuesto por 5 vertebras fusionadas y el cóccix que esta hecho de 4 vertebras fusionadas.

La pelvis tiene principalmente dos articulaciones importantes:

• **Sínfisis púbica (SP)** — esta se sitúa en el frente de la pelvis, donde los dos huesos del pubis se encuentran. Está separada por un cartílago que generalmente tiene 4 mm de ancho. Esta articulación no provee ningún movimiento excepto cuando se está embarazada.

- **Articulaciones sacroiliacas (SIJ)** —siglas en inglés - estas son las articulaciones que unen la columna a la pelvis. Debido a que soportan el peso de la parte superior del cuerpo y también reciben el impacto que transmite la parte inferior del cuerpo mientras se camina o se corre, estas articulaciones se consideran las más fuertes del cuerpo. Se considera que estas articulaciones son sinoviales debido a que el fluido permite movimientos deslizantes. Sin embargo, a los 30 años, estas articulaciones se comienzan a convertir en articulaciones cartilaginosas.

Debido a que las mencionadas articulaciones no fueron hechas para moverse mucho, existen un par de mecanismos de cerrado para asegurarse de que las articulaciones permanezcan en su lugar. Estos son llamados cerrado de forma y cerrado de fuerza. El cerrado de forma se asocia a la estructura de los ligamentos, huesos y articulaciones y el cerrado de fuerza con la activación o el movimiento muscular y de la fascia. El triangular sacro localizado entre los dos huesos de la cadera provee un cerrado de forma y los músculos de la pelvis proporcionan un cerrado de fuerza, ayudando a la compresión de las articulaciones para proveer algo de movilidad.

Cuando está embarazada, el nivel de laxitud de las articulaciones se incrementa. El orificio pélvico se comienza a alargar en tamaño para permitir el parto. Una de las principales complicaciones que se encaran en 1 de cada 5 mujeres embarazadas es el dolor de la cintura pélvica. Este es un término usado para referirse a cualquier tipo de dolor de la parte baja de la espalda o problemas con la pelvis. Debido a que este puede causar un malestar significativo durante el embarazo y también discapacidad, estos síntomas necesitan ser tomados en serio.

La relaxina es la hormona responsable de hacer más móviles a los huesos de la pelvis de lo que generalmente son. Es una hormona que es producida tanto en mujeres embarazadas como en las que no lo están. En las mujeres no embarazadas o en aquellas que están en su primer trimestre, la relaxina es producida por el cuerpo lúteo (una masa amarilla que se ubica detrás del ovario después de la ovulación).

Sin embargo, tan pronto como usted entre a su segundo trimestre, la producción de relaxina será realizada por la placenta y la decidua. La placenta deja de producir relaxina después de que es sacada.

Debido a que la relaxina proporciona un alto nivel de movimiento en el área pélvica y de la espalda baja, es necesario que los ejercicios que sean realizados durante el embarazo sean realizados con mucho cuidado. He detallado algunos puntos que usted necesita tener en cuenta todo el tiempo. Estos son los aspectos que necesitan ser recordados cuando usted se está ejercitando durante el embarazo o después del parto. Esto se debe a que las personas tienden a ignorar los efectos persistentes de la relaxina que pueden llevar a causar complicaciones en la espalda baja y en el área pélvica.

- Todos los ejercicios deben ser realizados en el rango normal de movimiento.
- También es necesario que a la velocidad le sea dada una fuerza extra a causa de que los movimientos rápidos, largos y de amplio rango pueden llevar a un sobre-estiramiento. Por lo tanto las actividades como el boxeo kick boxing, el Tae-Bo, el karate y otras formas de ejercicios que involucren movimientos rápidos deben ser evitadas.
- Incluso mientras se realizan ejercicios de yoga los cuales no involucran movimientos bruscos o rápidos, el rango de movimiento debe ser tenido en cuenta. Un sobre-estiramiento es extremadamente probable si no se tiene cuidado.
- La alineación corporal debe ser tenida en cuenta mientras se realizan ciertos ejercicios específicos. El bloqueo de las rodillas o los codos no es recomendado en ningún ejercicio ni en ninguna postura.
- Se debe mantener siempre una postura erguida.
- La columna se debe mantener siempre en posición neutra.
- Cuando se realizan ejercicios aeróbicos repetitivos, tales como elíptica y escaladora, es importante que usted este pendiente del tiempo.
- El ciclismo es algo que usted debe evitar durante el embarazo e incluso después del parto debido a que puede causar incomodidad en la sínfisis púbica y en las articulaciones sacro ilíacas.

- El estiramiento excesivo se debe evitar. Es algo que usted querrá mejor hacer en el periodo de post-parto, pero usted necesita esperar por al menos 16 o 20 semanas después del parto. Tratar de ir más allá del rango normal de las articulaciones puede afectar la estabilidad de las mismas y el sobre-estiramiento puede llevar a una laxitud permanente.
- Todas las actividades de alto impacto necesitan ser pausadas hasta por un mes después del parto. Esta presión incrementada sobre las articulaciones puede generar mucho estrés sobre las rodillas, los tobillos, la pelvis y también sobre la columna. El correr se debe evitar completamente hasta cerca de un mes después del parto y aun más si usted tiene una curva severa.
- Si usted se ha estado entrenando constantemente y ha mantenido su nivel de ejercicio durante el embarazo, se puede continuar a una carga cercana al 70% de la que se tenía antes del embarazo. Los aspectos que necesitan ser evitados incluyen el sobreuso de una articulación inestable o laxa, sobre la base de que no es bueno ni estable comenzar su entrenamiento con altas cargas de peso.

Estructura de la columna

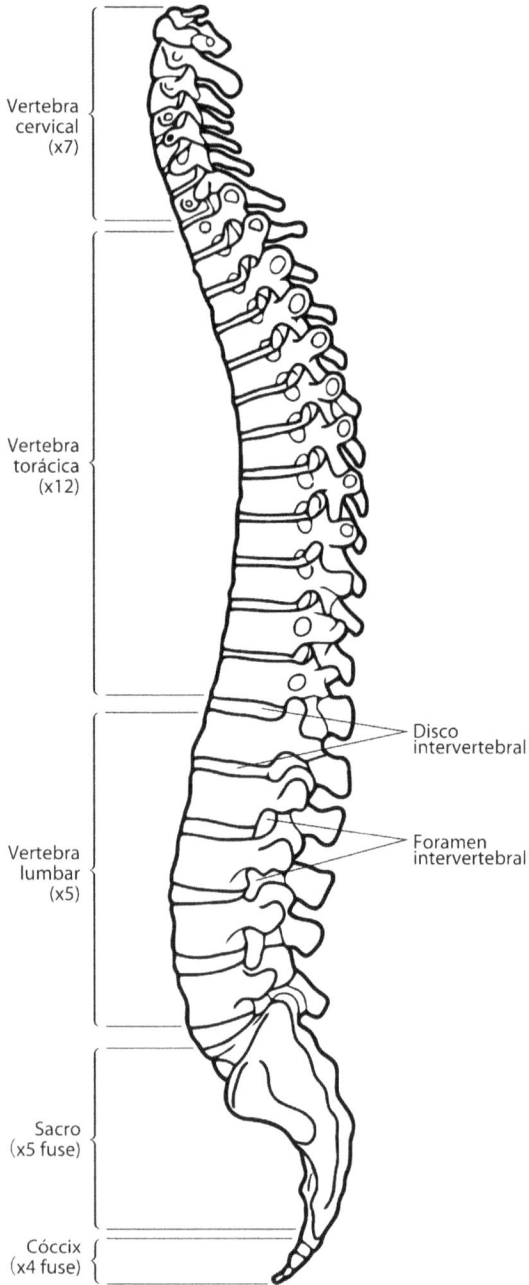

Vertebra
cervical
(x7)

Vertebra
torácica
(x12)

Disco
intervertebral

Foramen
intervertebral

Vertebra
lumbar
(x5)

Sacro
(x5 fuse)

Cóccix
(x4 fuse)

La presión que el embarazo coloca en la espina es demasiado grande. Esta es la razón por la cual deben ser tomados cuidados especiales para proteger la columna de algún daño. La columna esta hecha de 33 huesos; 24 de ellos están separados, 5 de ellos están fusionados para formar el sacro y los 4 restantes se unen para conformar el cóccix. Las pequeñas partes de la columna están separadas por los discos intervertebrales que están hechos de fibrocartílago. Este cartílago proporciona un cojín para los movimientos de la columna que son tan habituales y excesivos en naturaleza. También proveen la capacidad de amortiguamiento y absorción de golpes que son requeridas para proteger la columna vertebral de cualquier clase de golpe.

Es importante mantener una postura correcta de la columna todo el tiempo y especialmente durante el embarazo. A esto se le llama posición neutra. Cuando las partes cervicales y lumbares de la columna están curvadas hacia adentro y la parte torácica esta curvada hacia afuera, la presión en la columna es distribuida equitativamente causando la menor cantidad de tensión. En esta posición la mayoría del soporte es proporcionado por los huesos de la columna y se requiere un mínimo soporte muscular.

Una posición correcta de la columna puede ayudar a una mejor eficiencia neuromuscular, eliminación del dolor, prevención del daño, circulación, flexibilidad, a una respiración eficiente y a la liberación de la tensión.

Es normal que la alineación de la columna cambie cuando usted está embarazada. Existe un gran nivel de flexibilidad y elasticidad en los ligamentos de la columna y el gran abdomen crea un empuje hacia adelante lo que conduce a una inclinación pélvica anterior. Estos cambios en el cuerpo hacen que sea difícil mantener la posición neutra de la columna. El peso añadido por unos senos de mayor tamaño hace también que sea difícil mantener una postura correcta.

Cambios posturales durante el embarazo

El empuje hacia adelante del abdomen puede inclinar la pelvis hacia adelante. Para compensar ésta inclinación y mantener el balance, la parte superior del cuerpo se balancea hacia atrás, creando una muy pronunciada lordosis lumbar.

Alternativamente, la pérdida de tono en los rectos abdominales reduce la habilidad para mantener la correcta alineación de la pelvis y termina generando un desplazamiento anterior.

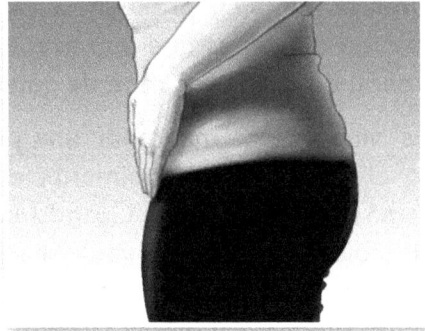

Pelvis Neutra

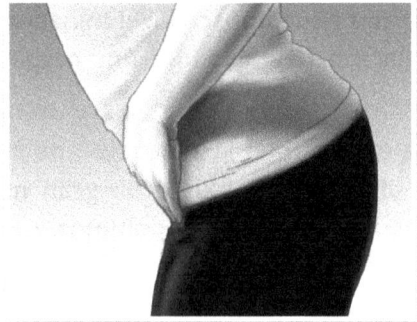

Desplazamiento anterior de la pelvis.

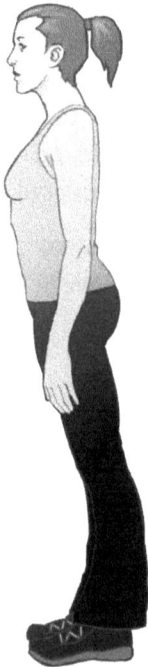

Postura correcta

Cambios musculo-esqueléticos en el embarazo

No se ha definido una postura normal específica para las mujeres embarazadas. Lo que realmente sucede cuando usted se encuentra embarazada es que algunos desbalances de la postura se exageran. Algunas veces el empuje que usted siente debido a su creciente abdomen puede llevar a que la pelvis se mueva hacia adelante. Esto se compensa por medio de mover la parte superior del cuerpo hacia atrás; algo que crea la lordosis lumbar.

Existe también una perdida de tono en el recto abdominal. Por lo tanto la habilidad para mantener un balance pélvico adecuado también se reduce llevando a una inclinación anterior. Si él bebé esta sobre un lado, hay una posibilidad de flexión lateral. En el tercer trimestre las costillas inferiores y el útero sobresalen hacia la parte superior del abdomen. Esto reduce la movilidad torácica.

Todos estos cambios tienen un efecto en el tipo de ejercicios que usted debe hacer durante su embarazo.

Músculos abdominales y sus cambios durante el embarazo

La columna y los huesos pélvicos no son las únicas partes que se afectan durante el embarazo. Todo el cuerpo atraviesa cambios significativos que incluyen alteraciones importantes en los huesos, los músculos y en diversos sistemas del cuerpo.

Los músculos abdominales ayudan en el soporte de varias partes de la columna incluyendo las regiones pélvicas y lumbares. Estos también soportan los órganos en las mencionadas áreas. Los músculos abdominales son también los responsables de la flexión, del enroscamiento y de mantener un correcto alineamiento pélvico, ayudan en los movimientos expulsivos como vomitar y excretar, y no olvidemos su papel en la expulsión del bebé durante el parto.

Durante el embarazo, los músculos abdominales se someten a un gran estiramiento para acomodar al creciente bebé. La relaxina también juega un papel en este estiramiento. Existe también una separación de los músculos rectos, un fenómeno normal que sucede en el tercer trimestre en alrededor del 66% de las mujeres.

Algunas mujeres creen que el daño a los músculos abdominales durante una operación de cesárea es excesivo y casi imposible de reparar. Esto sin embargo no es cierto, debido a que los músculos no son cortados durante el procedimiento.

La recuperación de los músculos abdominales comienza a ocurrir unos pocos días después del parto. La amplia separación de los músculos también se comienza a reducir. A las 8 semanas, la reducción de la brecha está en su punto máximo y es aquí en donde se alcanza una meseta en la mayoría de los casos. Después de ésta etapa se requiere de ejercicios para reducir aun más la distancia. Los ejercicios para fortalecer los músculos abdominales pueden comenzar casi que inmediatamente después del parto. De hecho las mujeres deben comenzar a realizar este ejercicio a las 24 horas de haber dado a luz. La inclinación de la pelvis y el nivel 1 ejercicio para el transverso abdominal es algo de lo cual la mayoría de los hospitales realizan educación antes de dar de alta a la madre.

Estructura del piso pélvico

El piso pélvico está hecho de músculos y fascia. Esta conformado por varias capas – la capa de fascia profunda, la capa muscular del elevador del ano, la membrana perineal que conecta la uretra y la vagina a las paredes pélvicas y los músculos perineales superficiales que están organizados en la forma de la figura de un 8.

Los músculos del piso pélvico soportan los órganos pélvicos y ayudan en la continencia fecal y urinaria. Ayudan a controlar la urgencia repentina de vaciar y ayuda a colocar al bebé en la posición correcta requerida para un parto confortable. Durante el embarazo, los músculos del piso pélvico cambian debido al peso que necesitan soportar.

El primer parto natural puede causar una gran cantidad de daño muscular y de los nervios. Los músculos del piso pélvico necesitan estirarse completamente con el fin de permitir que el bebé descienda. Con frecuencia el perineo sufre un trauma debido a desgarre o episiotomía.

Embarazo y estructura de los senos

Todos sabemos que los senos sufren una gran cantidad de cambios durante el embarazo. Este es un cambio que comenzará a ver en el primer trimestre mismo. El crecimiento del tejido del seno es estimulado por los altos niveles de estrógenos, progesterona y relaxina.

Los senos comienzan a crecer y se llenan de leche dado que hay abundancia de leche. Cuando el bebé comienza a amamantarse, la congestión se reduce, sin embargo, esto conlleva a más producción de prolactina. A medida que los niveles de prolactina se incrementan, los niveles de estrógeno se reducen; algo que genera la ausencia de ciclo menstrual. Esto hace que las funciones del ovario sean suprimidas, causando algunos síntomas menopaúsicos, como bochorno, sudor nocturno y secreción vaginal reducida.

La lactancia materna produce un impacto significativo en el contenido mineral de los huesos del cuerpo. El cuerpo pierde aproximadamente 5 porciento de minerales óseos en los primeros tres meses. Esto se debe a que el estrógeno mantiene el balance correcto de la formación y la reabsorción de los huesos, ayudando en la absorción de calcio y reduciendo la pérdida de calcio a través de los riñones. En el caso de que no haya producción de estrógeno, estas funciones se ven comprometidas conllevando a unos huesos débiles durante este tiempo.

Este es el por qué es esencial que la mujer en lactancia materna continúe tomando su consumo de calcio en tantas formas como sea posible. La pérdida de densidad ósea se lleva a cabo durante 6 meses, después de los cuales se detiene. De igual manera, se ha visto que la densidad ósea necesita alrededor de 6 meses más para recuperarse después de que termina la lactancia materna de su bebé.

La postura específica que uno adopta durante la lactancia también impacta la cantidad de presión que la espina dorsal tiene que tolerar. Esto puede causar dolor crónico en el cuello y en los hombros. Muchas mujeres sienten que ejercitarse durante el periodo de lactancia no es buena idea. Al contrario, cargar peso y el entrenamiento de resistencia puede incrementar la masa muscular, de tal manera que otras estructuras pueden ser soportadas. Los aeróbicos y los ejercicios de resistencia pueden además disminuir la pérdida de densidad ósea.

La lactancia materna es una actividad que usa alrededor de 500 calorías por día. La manera en la cual la grasa es usada para este propósito ayuda en la perdida de peso. Sin embargo, una dieta drástica o ejercicios intensos pueden hacer que la calidad de la leche se deteriore.

Debe tener en cuenta algunas cosas sobre ejercitarse, cuando esté en lactancia materna.

• Amamante antes de hacer ejercicios. Esto no solo reducirá la carga en los senos, sino que prevendrá fugas. Los senos grandes y llenos es posible que produzcan una sensación de incomodidad.

• Asegúrese que el sostén que usa tiene un soporte adecuado. Esto además ayudará a que no haya un estiramiento excesivo. No siga usando el sostén de lactancia que usa normalmente. Cambie a un sostén deportivo para reducir el rebote y obtener un mejor valor de absorción.

• Reduzca el rango de movimientos necesarios para ejercicios de los brazos. No comprometa las posiciones corporales y la alineación de las articulaciones para intentar levantar niveles altos de peso. En vez de esto, asegúrese de comenzar con pesos ligeros.

• Enrolle una toalla bajo los senos cuando esté haciendo ejercicios que requieren una posición boca abajo.

Ejercicios durante el embarazo

El ejercicio durante el embarazo es importante para cualquier mujer embarazada. Si no se ejercita, es posible que a medida que pasan los meses tenga menos estado físico. En la medida en que se sienta más pesada, será más difícil comenzar a ejercitarse. Por lo tanto, es buena idea comenzar a ejercitarse desde el principio.

El ejercicio puede ayudarle a combatir la falta de estado físico, que sentirá con el paso de los meses. Le ayudará a sentirse con más energía, a dormir mejor y se le ayudará a manejar los cambios emocionales. Además, el ejercicio le ayuda a fortalecer los músculos, de tal manera que pueda manejar los desequilibrios causados por la barriga en crecimiento, reduce el dolor de espalda y le ayuda a estar en forma más rápido.

El ejercicio puede ayudarle a combatir la falta de estado físico, que sentirá con el paso de los meses. Le ayudará a sentirse con más energía, a dormir mejor y se le ayudará a manejar los cambios emocionales. Además, el ejercicio le ayuda a fortalecer los músculos, de tal manera que pueda manejar los desequilibrios causados por la barriga en crecimiento, reduce el dolor de espalda y le ayuda a estar en forma más rápido.

Las mujeres embarazadas con escoliosis tienen una necesidad más alta de ejercitarse, dado que se pueden beneficiar del soporte de la espina dorsal que proporciona el ejercicio. El incremento de peso comienza a poner una cantidad enorme de presión en la espina dorsal y los ejercicios pueden ayudar a reducir la cantidad de estrés que la columna tiene que soportar. Además, el relajamiento de los ligamentos que causa los cambios hormonales puede sumarse a los dolores de espalda.

Las mujeres embarazadas pueden hacer aeróbicos, calistenia y ejercicios acuáticos. Los aeróbicos son movimientos repetitivos rítmicos que son lo suficientemente intensos para requerir niveles altos de oxígeno. Algunos de los ejercicios aeróbicos que puede hacer es caminar ligero, jogging, montar en bicicleta y natación. La calistenia son movimientos gimnásticos ligeros que tonifican los músculos, los cuales pueden ayudarle a conseguir un mejor soporte y a mejorar la postura. Algunos de estos ejercicios han sido desarrollados especialmente para mujeres embarazadas y proporcionan alivio a los dolores de espalda. Asegúrese de no practicar calistenia que haya sido desarrollada para el público en general. Puede que haya escuchado sobre los ejercicios acuáticos para mujeres embarazadas y existen varias clases donde puede practicarlos. Estos hacen menos presión sobre las articulaciones debido al impulso que le proporciona el agua. Puede también hacer ejercicios de yoga que son desarrollados especialmente para mujeres embarazadas. Estos pueden ser muy buenos a la hora de conseguir una postura mejor y con mayor resistencia.

Es importante que elija el ejercicio correcto para usted durante el embarazo. Algunos de los ejercicios que puede hacer si no ha estado siguiendo una rutina son los siguientes:

- Caminar a paso ligero.
- Nadar en aguas tranquilas que no estén muy calientes o frías.
- Ejercicios acuáticos para embarazo.
- Montar en bicicleta estática o usar una máquina de andar en una tensión y velocidad confortable.
- Usar una máquina de remo a una tensión y velocidad confortable.
- Yoga diseñado para el embarazo.
- Ejercicios Kegel o tonificación del piso pélvico.

Las mujeres embarazadas que estén acostumbradas al deporte pueden además hacer los ejercicios que son detallados a continuación.

- Esquí de fondo.
- Jogging hasta 2 millas por día.
- Tenis doble (no individual ya que puede ser muy agotante).
- Excursionismo en terreno plano.
- Ejercicios de baile

A continuación algunos consejos que puede usar para comenzar sus ejercicios:

El calentamiento es una parte esencial del ejercicio y esto es algo que no debe olvidar cuando está embarazada. Comience con 10 minutos de calentamiento seguidos de 5 minutos de ejercicios intensos y 5 minutos de descanso. Puede incrementar el tiempo de los ejercicios intensos después de algunos días, según se sienta más cómoda.

- Haga estiramientos para relajar los músculos. No estire demasiado o rebote, dado que esto no es bueno para los ligamentos y los músculos laxos.
- Esté pendiente del reloj todo el tiempo y asegúrese de no hacer demasiado ejercicio con la idea de mantener la forma. Asegúrese de ejercitarse con moderación para no exagerar haciendo ejercicios.
- Asegúrese de seguir un programa cuando comience los ejercicios. No seguir un plan puede conllevar a agarrotamiento en los músculos, lo cual la pondrá en el estado antes de comenzar los ejercicios. Si siente esto, entonces es buena idea

hacer calentamiento los días que no puede realizar ejercicios completos.

- Asegúrese de consumir una gran cantidad de fluidos antes, durante y después de los ejercicios.
- Nunca haga ejercicios con el estómago vacío. La falta de alimentación puede hacer que se sienta débil cuando está embarazada y esto puede ser un riesgo al momento de ejercitarse.
- Use ropa confortable. Las ropas deben ser fáciles de estirar y su ropa interior debe estar hecha de algodón o de aquella que permita a su piel respirar.
- Ejercitarse en una superficie de madera o alfombrada puede ayudarle a reducir el impacto sobre sus articulaciones. Si se está ejercitando al aire libre, entonces es posible que deba trotar en pistas de carreras o hierba.

Se recomienda que no realice ningún ejercicio que requiera que esté sobre su espalda después del cuarto mes. Disminuya los ejercicios durante el último trimestre.

Como último, pero no menos importante, asegúrese de divertirse mientras se ejercita y mantenga el humor arriba.

A continuación hay algunos ejercicios que puede realizar cuando está embarazada.

Estiramiento de hombros por encima de la cabeza

1. De pie con sus pies juntos.
2. Inhale cuando levante su mano derecha sobre su cabeza; exhale y apóyese con su mano izquierda en su cadera.
3. Mantenga esta posición al tiempo que inhala y exhala cinco veces.

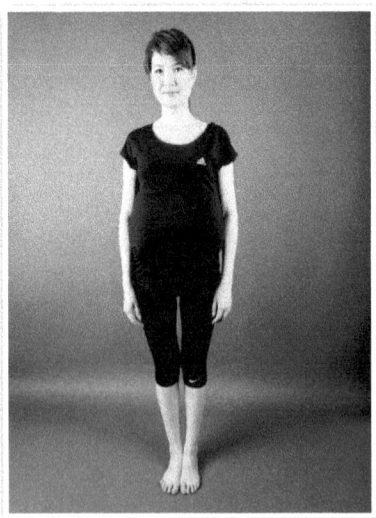

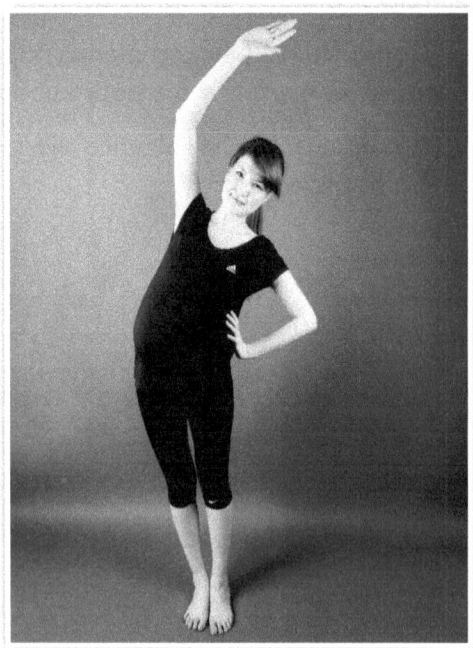

Replegar hombros

1. Siéntese en una silla y asegúrese que su espalda está recta. No se apoye en el respaldo de la silla.
2. Doble los codos y sosténgalos de manera paralela al suelo.
3. Arrastre hacia atrás con sus hombros y retorne a la posición original.

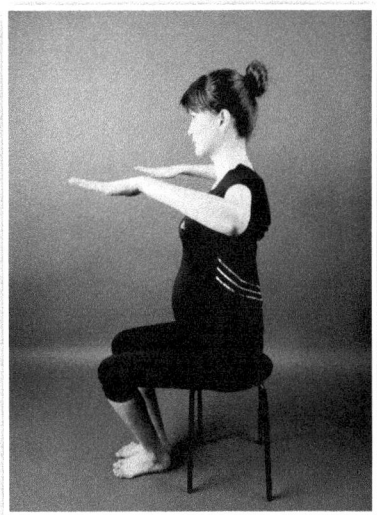

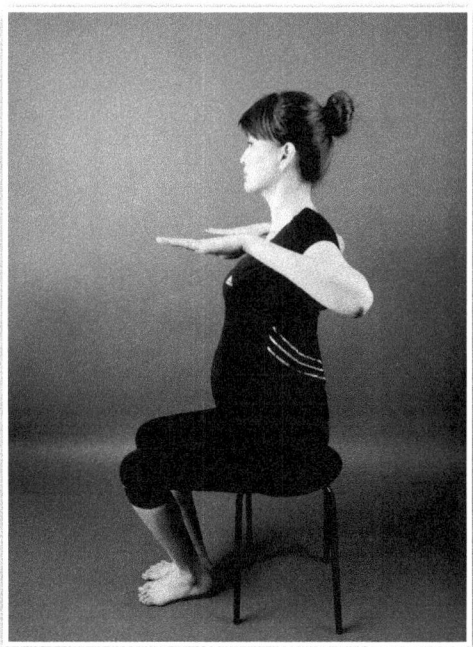

Flexiones de hombros en la pared

1. Póngase de pie, derecha y con las piernas separadas.
2. Coloque sus manos en la pared.
3. Doble su parte superior del cuerpo e intente empujar la pared. Asegúrese de no doblar o mover sus piernas de la posición original.

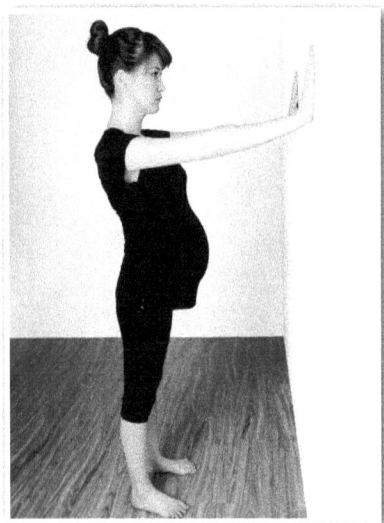

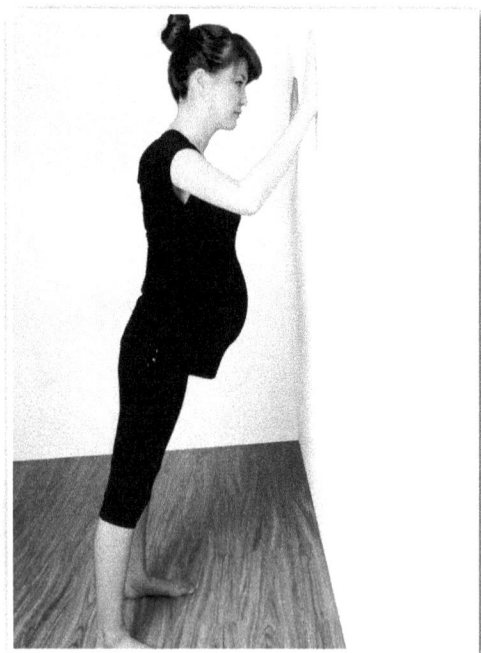

Posición de cuclillas

1. De pie con sus pies separados dos o tres pies, los dedos de los pies a cuarenta y cinco grados o más.
2. Despacio doble sus rodillas, manteniendo su espina alta y deslice sus manos a lo largo de sus muslos, como si se sentara de cuclillas.
3. Su objetivo es que sus manos lleguen al suelo mientras mantiene la cabeza por encima de su corazón.
4. Permanezca en esta posición durante 5 respiraciones.
5. Modificaciones para principiantes: si no puede lograr colocarse en cuclillas, entonces póngase de pie de cara a la pared y deslice sus manos a lo largo de esta hasta que esté cómoda.

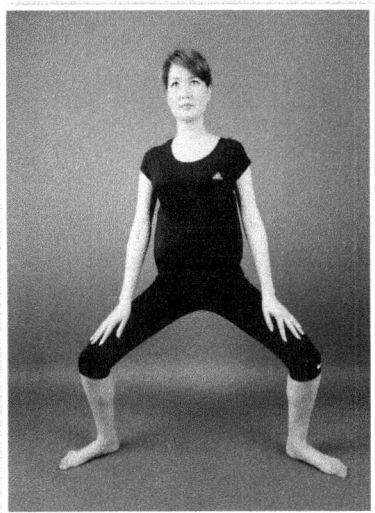

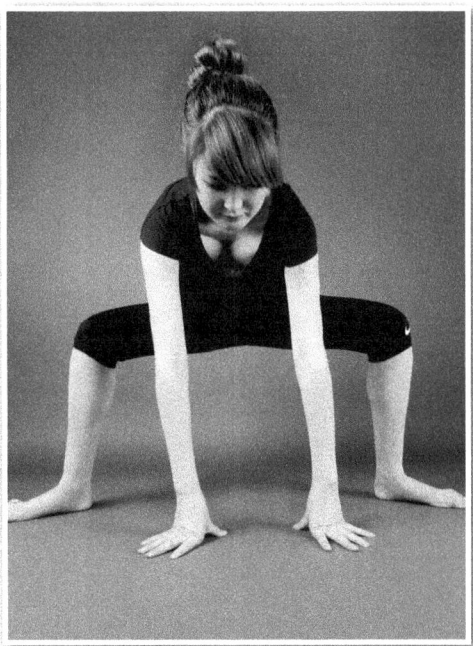

Posición sentada para nacimiento

1. Siéntese en el piso (si es posible) o en su almohada.
2. Extienda sus piernas, de tal modo que queden en V (hacia afuera de sus caderas).
3. De manera simultánea traiga sus caderas hacia usted.
4. Coloque sus manos en sus rodillas.
5. Delicadamente arrastre sus rodillas hacia su pecho, con sus pies ligeramente levantados del piso.
6. Mantenga su espina dorsal alineada y conserve su equilibrio.

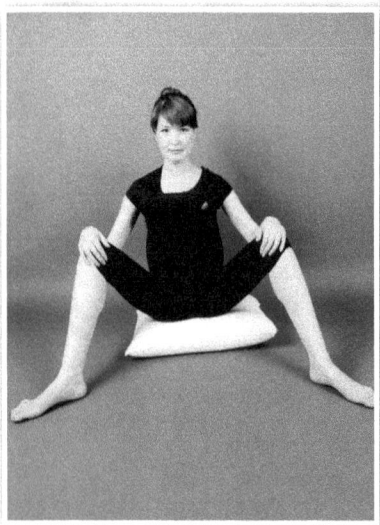

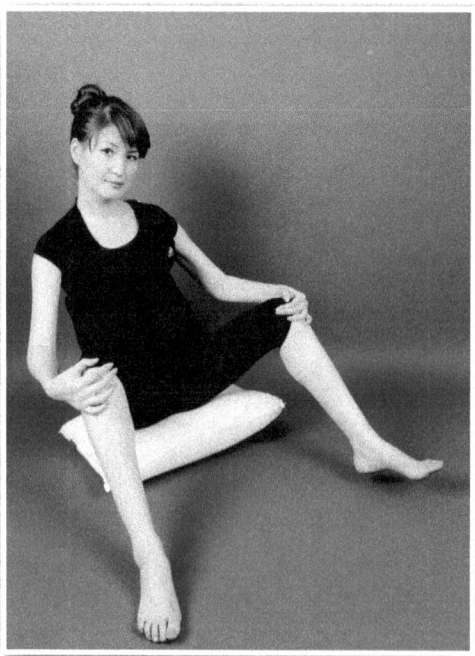

Flexión espinal con una silla

1. Siéntese en una silla o sofá con sus piernas separadas en forma de V y sus brazos a sus lados.
2. Ubique sus pies hacia afuera.
3. Delicadamente baje sus brazos y hombros entre sus piernas.
4. Descanse sus brazos en el piso hacia el interior de sus pies.
5. Lentamente retorne a la posición original.

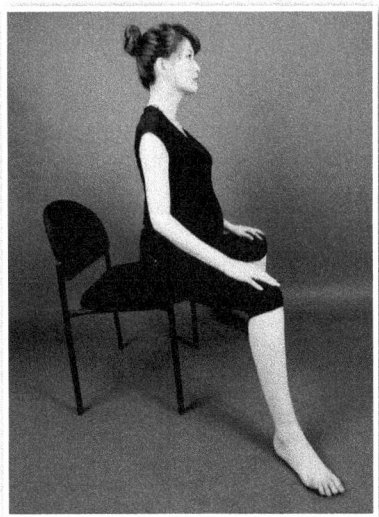

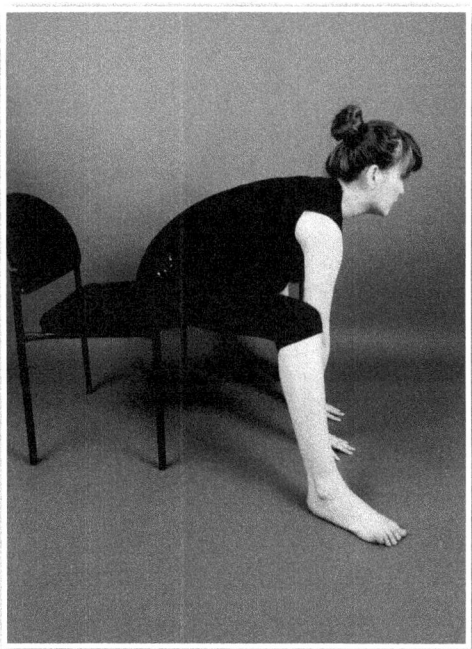

Extensión espinal con una silla de soporte

1. Arrodíllese frente a una silla con las rodillas separadas en forma de V.
2. Levante sus manos por encima de su cabeza, al tiempo que se inclina hacia adelante desde la cadera.
3. Descanse sus manos en los brazos de la silla.
4. Mantenga su espina dorsal y cabeza alineados.

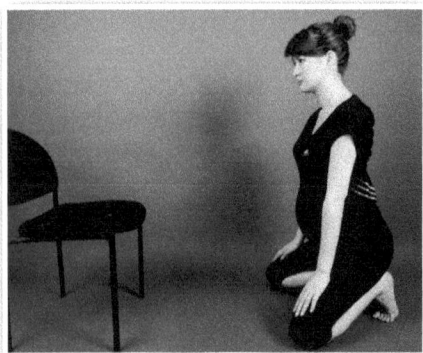

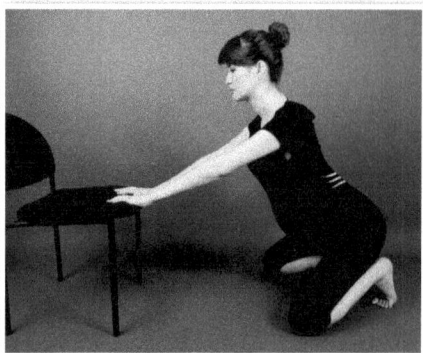

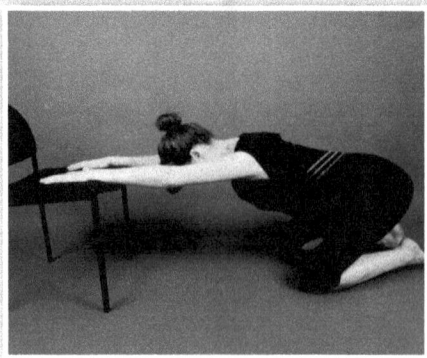

Inclinación pélvica

1. Acuéstese boca arriba con los brazos recogidos en el pecho.
2. Coloque una almohada debajo de sus rodillas y cruce sus piernas.
3. Levante el área de su cadera y permanezca en esta posición unos cuantos segundos antes de bajar.

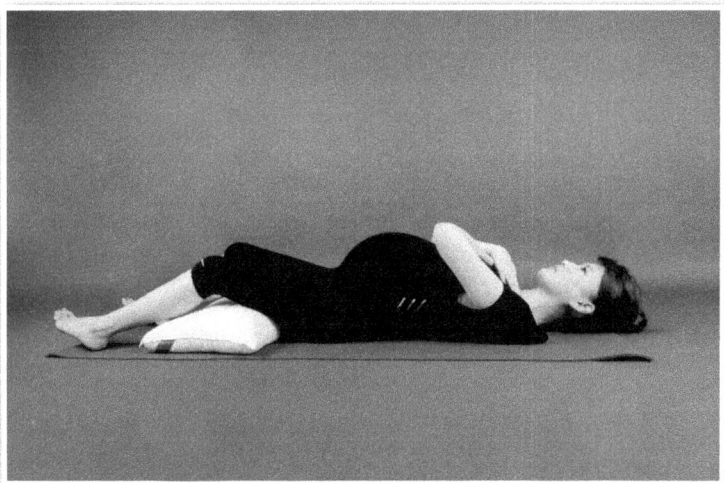

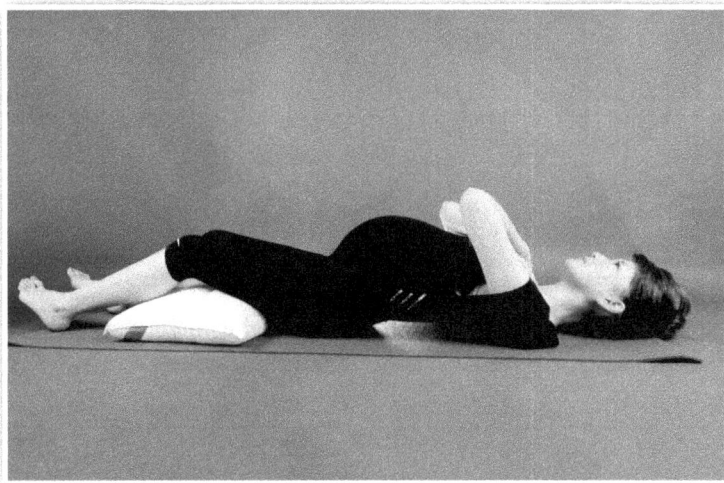

Estirar la cadera

1. Siéntese en una estera de ejercicios y junte la parte inferior de los pies.
2. Ubique ambas manos debajo de las rodillas y acerque una rodilla a la otra.
3. Permanezca en esta posición por unos pocos segundos y retorne a la posición original.

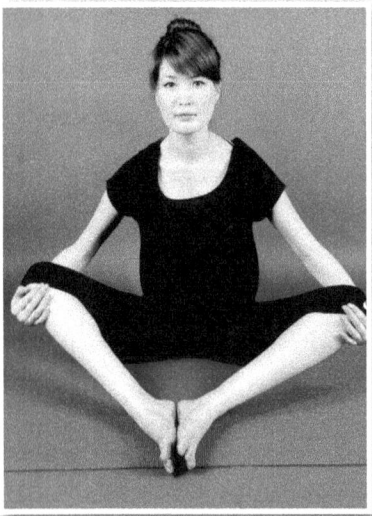

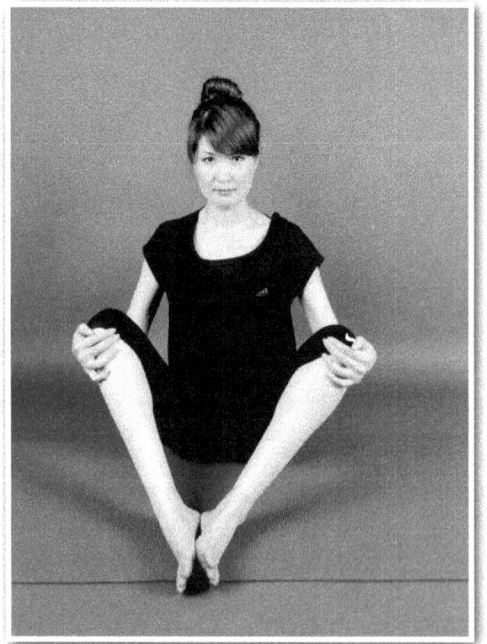

Flexión de cadera

1. Túmbese en el suelo con una rodilla doblada y la otra extendida.
2. Levante la pierna extendida tan alto como se sienta cómoda y tráigala de vuelta al suelo.
3. Repita el ejercicio alrededor de 20 veces y luego cambie a la otra pierna.

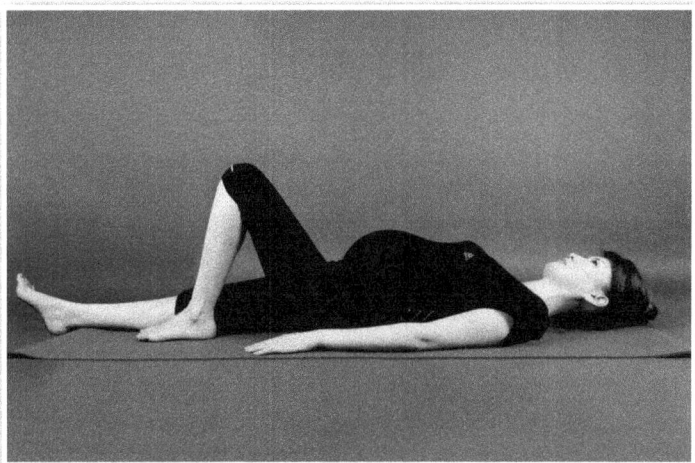

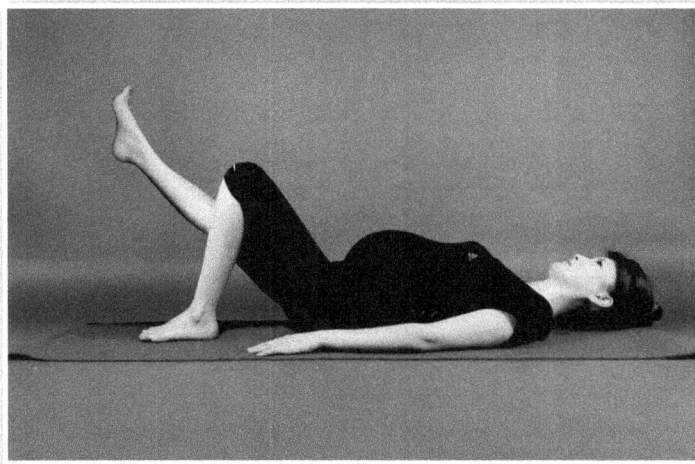

Deslizar pierna

1. Acuéstese boca arriba con las manos a los lados.
2. Doble una pierna y tráigala tan cerca a la cadera como se sienta cómoda.
3. Retorne a la posición original.
4. Continúe haciendo esto durante 20 repeticiones y repítalo con la otra pierna.

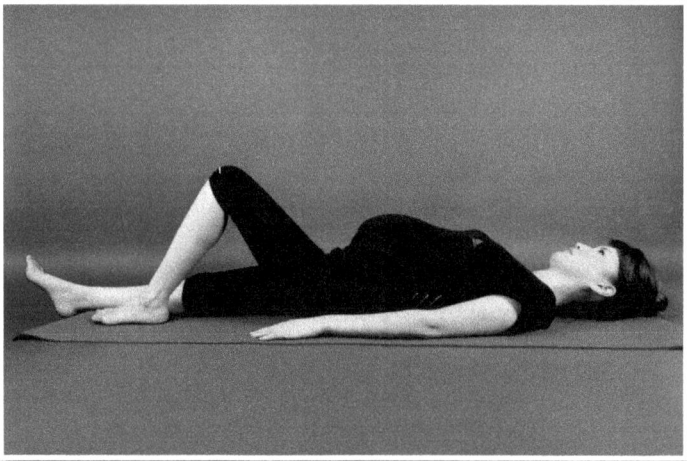

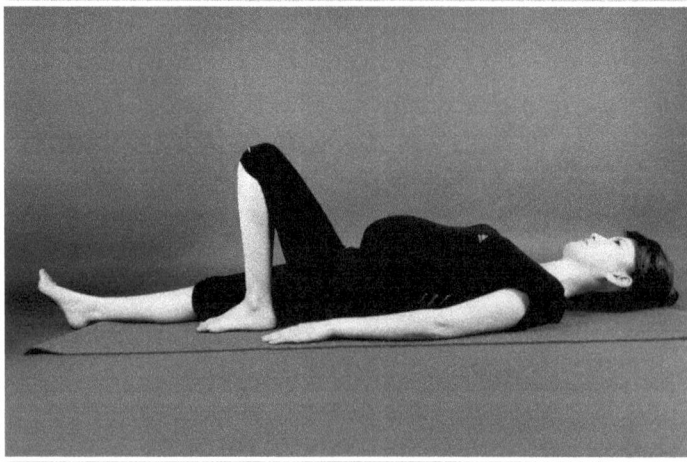

Extensión de la pierna lumbar

1. La posición inicial para este ejercicio es sobre sus rodillas con sus manos en el piso y los hombros anchos.
2. Levante una pierna de manera paralela al cuerpo y tráigala de nuevo a la posición original.
3. Levante una pierna de manera paralela al cuerpo y tráigala de nuevo a la posición original.

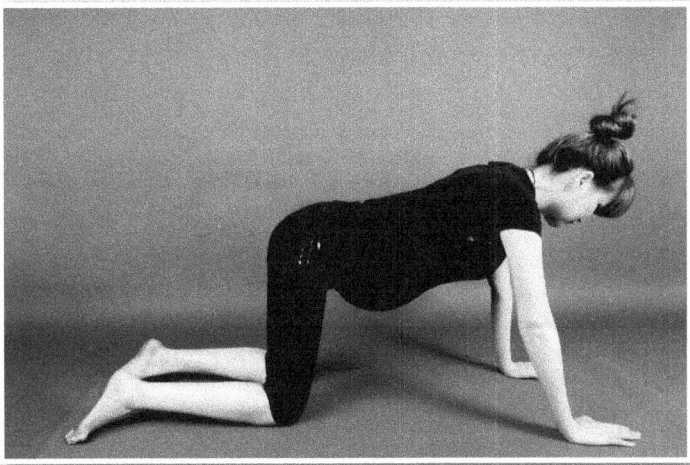

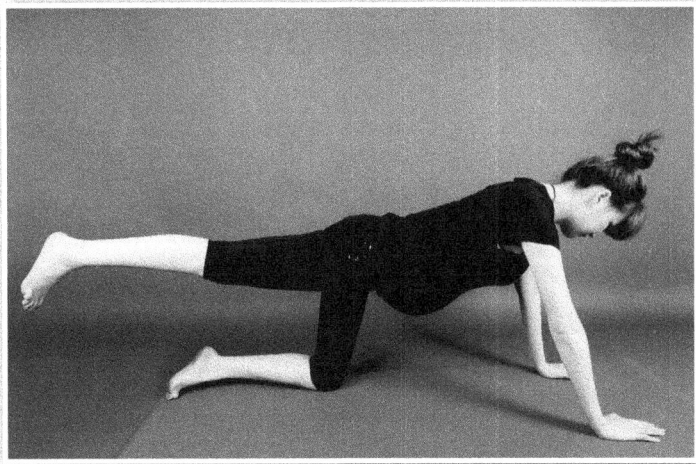

La Universidad Americana de Obstetras y Ginecólogos establece ciertas directrices sobre cuando deberá dejar los ejercicios. Si existe algún factor de riesgo que pueda causar un parto prematuro, sangrado vaginal, ruptura temprana de la membrana, cuello del útero deficiente, gestación múltiple o retraso en el crecimiento intrauterino, debe evitar hacer ejercicios. En caso de que tenga hipertensión, diabetes gestacional, historial de parto prematuro, una enfermedad respiratoria, una enfermedad cardiaca, placenta previa o preeclampsia, necesita consultar a su doctor antes de comenzar a ejercitarse.

Las directrices para ejercitarse pueden ser recordadas usando el acrónimo FITT. Esto hace referencia a la Frecuencia, Intensidad, el Tiempo y el Tipo. Los ejercicios deben ser realizados entre 3 y 5 veces por semana. La intensidad deberá ser moderada. El tiempo no debe exceder más de los 40 minutos por sesión y el tipo de ejercicio debe ser de impacto bajo, ejercicios aeróbicos.

Los primeros tres meses son muy importantes para el embarazo. Si se ha estado ejercitando antes del embarazo puede continuar ejercitándose siempre y cuando siga las directrices FITT. Sin embargo, si no ha estado activa antes del embarazo, debe evitar ejercitarse con moderación. En cualquier caso, el vómito y la nausea no le permitirán ejercitarse y necesita escuchar a su cuerpo. Usando este tiempo, puede fácilmente descansar sobre su espalda para estirar los músculos abdominales, dado que se vuelven más débiles a medida que el embarazo avanza. Se ha visto que las mujeres con músculos abdominales fuertes recuperan más rápido la figura que tenían antes del embarazo.

Desde el segundo trimestre en adelante, debe ser capaz de incrementar la intensidad de sus ejercicios de 10 a 15%. Pero continúe escuchando a su cuerpo. Dado que los ligamentos se vuelven más elásticos debido a las hormonas, sus articulaciones pueden estar más flojas que antes. Evite cualquier ejercicio que involucre movimientos con saltos o rebotes. La barriga que ahora comenzará a mostrarse lentamente, además le causará desequilibrio y será el centro de los cambios de gravedad. La tensión cambia de las articulaciones regulares y los ligamentos a unos nuevos que pueden no estar tan acostumbrados a la carga. Evite ejercicios complicados, como flexiones, levantar las dos piernas, abdominales completos, salto y cualquier tipo de movimientos rápidos de baile.

Recuerde que los gastos de energía de una mujer embarazada son de aproximadamente 300 calorías más en comparación con una persona no embarazada. Si está además ejercitándose, necesita comer apropiadamente, para remplazar las calorías perdidas. Algunos expertos sienten que hay posibilidades de hipertermia en una mujer embarazada que se ejercita. Esto es algo que puede potencialmente dañar el feto. Sin embargo, se ha visto que el incremento de temperatura de las mujeres embarazadas no es tan alto como entre aquellas que no están embarazadas. Esto es posiblemente vinculado al hecho de que las mujeres embarazadas asumen sólo ejercicio moderado. Las mujeres embarazadas que se ejercitan necesitan además tomar una enorme cantidad de fluidos. Una pinta antes de ejercitarse y una taza de agua después de 20 minutos es recomendado.

Además, se debe notar que cuando su feto crece, los cambios de lordosis lumbar se incrementan. Esto significa que el centro de gravedad se mueve hacia la pelvis causando un aumento de la flexión de la columna cervical. Algunos ejercicios como esquí o tenis deben dejarse de lado en el tercer trimestre, dado que la retención de agua dificulta la movilidad en las muñecas, tobillos y puede conducir a síndrome de túnel carpiano.

CAPÍTULO 13
Alumbramiento y parto

El proceso del parto no parece ser tan fácil sin que haya trabajo de su parte. Si usted ha optado por un parto con cesárea o si se le ha dicho que necesita una, entonces tendrá una fecha predeterminada cuando llegue al hospital después de término, y se tomarán las etapas específicas de preparación para la cesárea. De otro modo, si usted comenzó a experimentar los síntomas normales del trabajo de parto, necesitará saber algunas especificidades con el objeto de asegurarse de sentirse cómoda durante el proceso.

Dolor en la espalda

Para algunos, el dolor de espalda puede llegar a ser extremadamente difícil de soportar cuando la labor de parto comienza. Esta es una condición que se puede presentar cuando el feto está en posición posterior y la parte posterior de la cabeza está presionando contra el límite posterior de la pelvis, o el sacro.

Es probable que esto ocurra, en un grado más alto, a las madres que tienen escoliosis, ya que la curva en la columna puede hacer que se forme un ángulo que puede hacer mayor presión en la columna. Por esta razón, los expertos aconsejan que el trabajo de parto se discuta

Epidural pain relief as an option?

Moreover, here it is also is important to know that though epidural pain relief is an option, yet the epidural insertion might be quite a challenging task for women who either have severe scoliosis or who've had corrective surgery with the help of metal implants and fusion. This is mainly because in such patients, it is quite difficult to locate the right point for administering the local anesthetic.

It is for such reasons that other pain relief options be analyzed. In fact, it is always better to inform the obstetric anesthetist of any such medical history so that suitable options can be decided in advance.

y se haga una pre-planeación en la consulta con el GP, partera, obstetra y el anestesista.

La mala noticia es que este tipo de dolor no da tregua entre las contracciones. La buena noticia es que no es una indicación de un problema y es probable que termine cuando el parto termine. Existen algunos pasos que puede tomar para aliviar el dolor.

Cambie de posición de vez en cuando y reduzca la cantidad de presión que pone en su espalda. Trate de caminar alrededor si piensa que puede ponerse en cuclillas o agacharse. Ponerse en cuatro es también una opción que puede tomar inmensa presión de la espalda. Si usted piensa que no puede salir de la cama, entonces trate de cambiar su posición y muévase de lado por un rato.

Usar una compresa de calor o una botella de agua caliente también es buena idea, pero algunas personas pueden sentir que las compresas de agua fría funcionan mejor. Alternativamente, puede usar una compresa de agua caliente seguida de una compresa de agua fría, y luego una compresa de agua caliente de nuevo. Pida a su pareja o la persona que le acompañe que le ayude ejerciendo presión en el área donde más le duele. El movimiento circular y el uso de los nudillos funcionan bien. La acupresión se ha utilizado para aliviar el dolor. Para el dolor de parto, necesitará pedirle a alguien que le ayude a aplicar presión bajo el centro de la bola del pie. Esto se debe hacer con una fuerza suficiente y con un dedo.

Posición de labor

La cantidad de dolor probable durante el trabajo de parto le hace sentir que quiere solamente estar sobre su espalda. Sin embargo, esta no es una posición recomendable durante su periodo de labor de parto. ¿Entonces cuál es la mejor posición para adoptar?, se preguntará usted. La mejor posición es aquella en que se sienta más cómoda, distinta a permanecer sobre su espalda.

La posición sobre la espalda no se recomienda puesto que pone una gran cantidad de presión en su espalda; algo que puede causar mucha tensión. Así también se ralentiza el proceso de trabajo que vaya haciendo o prolongar el parto por mucho tiempo más del necesario. Se comprimen algunos de los vasos sanguíneos y por lo tanto interfiere con el flujo de sangre al feto.

Una posición vertical le ayudará con la fuerza de la gravedad trabajando a lo largo de su cuerpo con las contracciones para expulsar el bebé. De pie, sentado en la cama, en cuclillas, de rodillas, e incluso a caballo entre una silla son opciones que pueden elegirse. Si usted siente que tiene que acostarse, trate de recostarse sobre su lado izquierdo.

Momentos del trabajo de parto

Existen, de hecho, tres momentos en la labor de parto que han sido definidos. Lo rápido que se mueva de un momento a otro es algo que no puede ser determinado por nadie.

Las tres etapas de trabajo incluyen, latente, activa y transicional. Estas son partes de la primera fase del parto que se llama labor o trabajo. En el primer momento o momento de labor, existe un adelgazamiento del cuello uterino que pasa a lo largo con una dilatación del cuello sobre 3 centímetros. En la segunda etapa la dilatación es más activa y el cuello uterino se dilata alrededor de 7 centímetros. En la tercera etapa la dilatación alcanza su máximo que es 10 centímetros, lo cual indica que está en la cima del trabajo de parto y usted está lista para entrar a la sala de partos.

Todas las mujeres pasan por estas fases, a menos que se vean interrumpidas por la necesidad de hacer una cesárea. Algunas veces, puede que no se dé cuenta de que usted entró en trabajo de parto sino hasta la segunda o incluso la tercera fase del proceso. Esto puede pasar si las contracciones de la primera y segunda fase son relativamente menos intensas.

Dolor y percepción

El dolor es un fenómeno relativamente subjetivo y puede ser aumentado o aliviado por muchos factores. Pude sorprenderle saber que la percepción del dolor es algo que se puede controlar en gran medida. Algunos de los factores que incrementan la percepción del dolor incluyen estar solo, sentir hambre, cansancio, la sed, pensar de forma continua en el dolor, el estrés, el esfuerzo durante las contracciones, el miedo a no saber los aspectos del parto y el sentimiento de autocompasión e indefensión.

Por otro lado, hay aspectos que pueden ayudar a disminuir la percepción del dolor. Esto incluye tener a alguien amado cerca para, estar relajado, asegurarse de que no tengan hambre durante el trabajo de parto, distraerse del dolor y pensar en otra cosa, usar técnicas de relajación como meditación, visualización y aprender todo lo que pueda sobre la labor de parto.

Pasos del nacimiento del bebé

El proceso completo del parto tiene tres fases. La primera es la labor, que ya ha leído. La segunda es el periodo de expulsión donde el nacimiento real del bebé ocurre y el tercero es la eliminación de la placenta.

Durante la etapa de labor, usted necesita asegurarse de que está lo más cómoda posible como lo pueda estar con las contracciones. Trate de escuchar algo de música. Si es afortunada tendrá televisión en su cuarto de trabajo de parto entonces puede distraerse del dolor viendo algo interesante. Beba agua o jugo de naranja y tome un refrigerio ligero cuando sienta hambre. Permanecer hambrienta sólo hará que se sienta más cansada y fatigada. Cuente sus contracciones y el tiempo entre ellas para saber si es hora de ir al hospital o no. A medida que progrese en la segunda etapa de labor, debe comenzar a hacer ejercicios de respiración.

Trate de relajarse en medio de cada contracción y orine con frecuencia incluso si siente que no es necesario. La última parte del trabajo de parto, antes de llegar a la fase del nacimiento, es probable que sea más difícil. Las contracciones vendrán más rápido y serán más intensas. Permanezca positiva y piense en el hecho de que está cerca, y que la tarea no se demorará mucho más tiempo.

La fase de alumbramiento es cuando necesitará hacer el trabajo duro. Una vez que la dilatación ha alcanzado el nivel donde usted entrar en trabajo de parto, puede necesitar algún empuje activo. En esta etapa, debe tener una fuerte urgencia de empujar y puede experimentar algunos niveles renovados de energía. Por otro lado, también se puede sentir cansada y querer que todo simplemente "finalice". Es probable también que tenga una sensación de hormigueo o quemazón en la zona vaginal tan pronto como la cabeza del bebé empieza a aparecer. Si empuja más eficientemente, puede estar segura de que la experiencia durará por mucho menos tiempo. La idea es empujar de la parte de tu cuerpo que está por debajo del ombligo pues si se presiona desde el pecho puede causar dolor en el pecho después del parto. Siga las instrucciones de su médico, porque él o ella podrán decirle el momento exacto en que necesitará empujar más.

Cuando está empujando en esta etapa, no debería pensar mucho sobre los fluidos que pasan involuntariamente por su recto o el paso de la orina sin darse cuenta. Esto no debe preocuparle porque sucede en muchos casos y los médicos tampoco piensan en ello ni una vez. Descanse cuando el médico le pida que lo haga y acumule su energía para el momento en que tenga que volver a empujar.

La tercera parte del parto también es necesaria. En este punto usted tiene que traer al bebé a este mundo de manera eficiente y segura. Aunque todavía queda algo de trabajo por hacer. La placenta que le ayudado a su bebé a vivir dentro de usted también debe sacarla, así que algunas contracciones leves pueden continuar. Consulte a su médico acerca de lo que necesita para ayudar a sacar la placenta, empujando. Después de expulsar la placenta, el médico coserá si se ha hecho alguna episiotomía por necesidad. Ahora puede relajarse y disfrutar de su bebé.

Parto por cesárea

Si usted tiene un parto por cesárea el nivel de participación es probable que sea mucho menor. De hecho, todo lo que tiene que hacer es estar mental y físicamente preparada para la cirugía y dejar el resto en las manos de los cirujanos. Es probable que su abdomen sea rasurado y lavado con solución antiséptica. Se le insertará un catéter en la vejiga para que no interfiera con la aproximación a su útero.

En la mayoría de los casos, se le administrará una anestesia epidural con la cual no es probable sentir nada de la cintura para abajo en unos pocos minutos. Esto no la dormirá por completo y por lo tanto usted puede ver el proceso a través de una pantalla o espejo si así lo ha solicitado. Una incisión horizontal se le hará justo por encima de la línea del bikini y los músculos se retraen por fuera de la línea media. La vejiga está protegida por la baja retracción, el útero se abre en el margen inferior y el saco del líquido amniótico se rompe, si ya no se ha roto por sí solo. El líquido es succionado y el bebé se saca. Se corta el cordón umbilical y la nariz y la boca del bebé se succionan para que empiece a respirar.

Se le coserá después del parto. En algunos casos, los cirujanos prefieren darle una corta dosis de anestésico general en este momento para que usted se relaje. Esto tiene una duración de menos de 30 minutos y durante el tiempo que se cose y se traslada a la sala de recuperación, su bebé será lavado y cambiado y llevado a su lado también.

Anestesia Epidural

Una epidural es también una opción para aliviar el dolor, aún cuando no se tiene un parto por cesárea. Esta anestesia local bloquea el dolor en la zona abdominal y la región vaginal. Algunas veces, una epidural se usa con epinefrina, fentanyl, morfina o clonidina para incrementar el efecto o manejo de presión en la sangre. La inyección epidural se administra antes de que comience el trabajo de parto, se puede administrar al mismo tiempo que usted está acostada sobre su lado izquierdo o sentada, en ambos casos con la espalda arqueada.

Hay dos tipos principales de anestesia epidural –regulares y combinado espinal-. La epidural regular es una combinación de narcóticos y anestesia que se administra a través de una bomba o inyecciones periódicas, este también se llama el epidural ambulante ya que le permite moverse con mayor libertad.

La epidural puede ayudarle a relajarse si el trabajo es excepcionalmente doloroso o si se prolonga durante prolongado periodo de tiempo. El alivio del dolor también le permite ser un participante activo en el proceso de nacimiento. Algunas veces, la inyección epidural puede causar escalofríos, dolor de cabeza o tinitus temporal, pero esos inconvenientes son insignificantes en relación con el alivio que proporcionan.

El proceso de inyección en la anestesia epidural no duele. Tampoco hay investigación que haya demostrado algún efecto negativo sobre el bebé Mientras no deberá sentir las contracciones debido al efecto anestésico,

debe poder empujar en el momento justo en que su doctor se lo indique. Algo de ayuda es requerida en términos de empujar el abdomen con el fin de ayudar en el proceso.

A veces el anestesiólogo no puede encontrar el espacio epidural debido a una condición de su escoliosis. Esto es algo que puede pasar entre aquellas mujeres que no tienen escoliosis también, si tienen un aumento excesivo de peso. Dada estas condiciones usted debe prepararse para un parto sin epidural en caso de que se haga difícil encontrar el espacio epidural. Revise otros métodos de alivio del dolor como masajes, el posicionamiento y la Estimulación Eléctrica Transcutánea del Nervio (TENS).

CAPÍTULO 14

Ejercicios post-parto para mujeres con escoliosis

Los ejercicios post natales son extremadamente importantes para todas las mujeres. Estos ejercicios no solo pueden ayudarle a tener su físico de antes del embarazo, sino que además se asegura que su cuerpo recupere la fuerza que perdió en el proceso del embarazo y el parto. Los ejercicios fortalecen su cuerpo y permiten que los músculos y ligamentos ganen su salud, fuerza y energía previa. Una vez que se ha acostumbrado a estos ejercicios, puede cambiar a ejercicios que son guiados hacia el enderezamiento de la curva espinal abdominal, explicados en mi libro anterior 'Su Plan para la Prevención y Tratamiento Natural de la Escoliosis, la Salud en Sus Manos'.

Sin embargo, existen muchas cosas que debe tener en cuenta cuando comience a ejercitarse después del parto. No cometa el error de querer apresurarse, porque puede causarle enormes daños a sus músculos débiles. Recuerde que hay muchos efectos secundarios después de dar a luz que necesitan volver a la normalidad antes de iniciar con su rutina regular de ejercicios. Use este tiempo para vincularse con su hijo y pase tanto tiempo como pueda con él o ella.

Consejos que se deben seguir antes de comenzar a ejercitarse

Es importante que tenga un examen post natal antes de volver a ejercitarse. Esto es algo que puede hacer 6 semanas después del parto. Aquellas mujeres que han tenido una cesárea, es posible que tengan que esperar de 8 a 10 semanas después del parto antes de comenzar a ejercitarse. La razón que hace necesario que se tenga que esperar algunas pocas semanas antes de ejercitarse es el efecto prolongado de la relaxina, que conlleva a unos ligamentos más relajados y la pérdida de los músculos abdominales. Las siguientes semanas después del parto son críticas para permitir al útero volver a su tamaño normal y para asegurarse que la sangre cesa. En caso de que haya puntadas en el área vaginal, estas necesitan sanar también.

Cuando comience a ejercitarse después de su chequeo post natal, asegúrese de estar bien preparada para las sesiones. Aquí encontrará algunos consejos que son útiles con el fin de estar totalmente preparada para su sesión de ejercicios post parto.

- Asegúrese de que la ropa que escoge es bastante confortable, de tal manera que es fácil moverse. Algunas personas prefieren ropas flojas especialmente en el área espinal y pélvica. Sin embargo, asegúrese de que su entrenador pueda ver su postura, a fin de corregirla si está mal mientras se está ejercitando. El sostén que usa debe ajustarse bien, de tal manera que no esté demasiado apretado. De igual manera, el sostén no debe estar demasiado flojo como para permitir un rebote excesivo; algo que puede ser muy incómodo. Puede además querer usar almohadillas de lactancia en caso de que sienta que es posible que tenga una fuga.

- También es necesario usar zapatillas adecuadas a fin de asegurar que el impacto que se transmite a través de la espina dorsal es mínimo. Los zapatos que use deben tener la capacidad de absorber los golpes de manera apropiada.

- Asegúrese de nunca ejercitarse con el estómago vacío. Aunque puede haber estado acostumbrada a ir a sus sesiones de gimnasio temprano en la mañana antes del embarazo, este no es el momento para continuar con aquella vieja rutina. Coma algo un par de horas antes de hacer actividad, de tal manera que tenga energía para realizar bien los ejercicios. También puede ser una buena idea alimentarse con una comida de carbohidratos ligera 30 minutos antes de la sesión de ejercicios. Además puede comer alrededor de 15 minutos después de los ejercicios para permitir una mejor absorción y digestión de los carbohidratos.

- Sacar tiempo para una sesión de ejercicio de 2 horas puede no ser posible cuando están pendientes ciertos quehaceres domésticos cuando el bebé está durmiendo. Además, hay días en que necesitará ponerse al día con su propio descanso debido a las noches en vela. No trate de lograr mucho en poco tiempo. Trate de hacer muchos ejercicios pequeños en casa en caso de que no tenga 2 horas para ejercitarse de manera seguida.

- No es apropiado realizar ejercicios de resistencia cuando está cansada. Sin embargo, ejercicios ligeros de intensidad adecuada pueden hacerle sentir más enérgica y animada. Una caminata con el bebé en el cochecito, al aire fresco, puede ayudarle a sentirse mejor.

- Es muy fácil comenzar a ejercitarse demasiado cuando ha estado acostumbrada a una buena figura antes del embarazo. Algunas mujeres se ponen extremadamente ansiosas con la idea de volver a su antigua figura tan pronto como sea posible y terminan haciendo demasiadas sesiones de ejercicio. Recuerde que la falta de cautela en esta área puede causar problemas más tarde, que pueden producir consecuencias más significativas.

- Vigile los signos de alerta que le dirán cuándo descansar del ejercicio. Problemas para respirar, mareo y nausea son signos claves. Si siente problemas en el aparato cardiovascular o encuentra dificultad en la coordinación motora, es aconsejable que pare por un rato. Músculos temblorosos y aliento contenido después de algunas repeticiones es algo que debe tener en cuenta.

Reactivación del músculo transverso del abdomen (TrA)

La reactivación del TrA es el primer ejercicio que deberá comenzar luego de dejar el hospital. El TrA es un músculo postural que mantiene la estabilidad lumbo pélvica junto con otros estabilizadores locales. Este es un músculo que necesita ser reactivado en el post parto, dado que el embarazo a realineado los músculos usados para la estabilidad.

Hay algunos pasos simples que pueden ser usados para activar el TrA.

- Hay algunos pasos simples que pueden ser usados para activar el TrA.
- Mueva sus dedos diagonalmente en el tejido blando del abdomen.
- Aplique algo de presión en el tejido blando y tosa ligeramente.
- En este momento sentirá contracción del TrA y el músculo oblicuo interno (IO).
- Puede además lograr el mismo efecto sin toser y empujando el abdomen.

Seguir estos simples pasos es todo lo que necesita hacer con el fin de activar el TrA. Además para ubicar el TrA, es necesario que aprenda a adoptar la postura apropiada mientras se ejercita y a respirar apropiadamente durante el ejercicio.

Ejercicios post-natales

Los ejercicios post-natales pueden ser divididos en varias categorías. Estas incluyen ejercicios de estiramiento, de movilización y estabilización. Aunque los ejercicios de fuerza y resistencia son tipos de ejercicios que puede hacer, estos deberán ser limitados debido al excesivo relajamiento de los músculos y ligamentos. El entorno muscular relajado puede causar que la estructura esquelética esté comprometida si estos ejercicios son realizados antes de que se haya recuperado completamente.

A continuación encontrará algunos ejercicios de movilización, estiramiento y estabilidad que puede comenzar a hacer después del parto.

Ejercicios de movilización

Los ejercicios de movilización son aquellos con los que debe comenzar. Son ejercicios ligeros que aflojan el cuerpo y proporcionan la flexibilidad necesaria para realizar otros ejercicios. Se recomienda que vuelva a los ejercicios más básicos cuando su doctor le permita ejercitarse luego de la revisión post parto. Esto es importante y esencial aunque haya estado haciendo ejercicios más avanzados antes del embarazo.

Es muy probable que su posición de pie sea más amplia de lo que deba ser. Esto pasa porque puede sentir que sus caderas están más anchas. Tome nota de esto y asegúrese de mantener sus pies tan anchos como sus caderas y no más.

A continuación encontrará algunos ejercicios de movilización que debería empezar a realizar.

Círculos con los Hombros

1. La idea de los círculos con los hombros es movilizar las articulaciones de los hombros.
2. Necesita estar en la posición de pie correcta con los brazos a los lados en una posición relajada.
3. Contraiga el abdomen y mueva los hombros de manera circular. Asegúrese de moverlos hacia adelante, hacia arriba, hacia atrás y hacia abajo. Repite este movimiento unas 20 veces en ambos lados.
4. Asegúrese de que sus rodillas estén ligeramente dobladas; la posición es vertical y mantenga movimientos lentos y controlados de los hombros.
5. Repita este conjunto de ejercicios moviendo los hombros hacia atrás, hacia arriba, hacia adelante y hacia abajo.

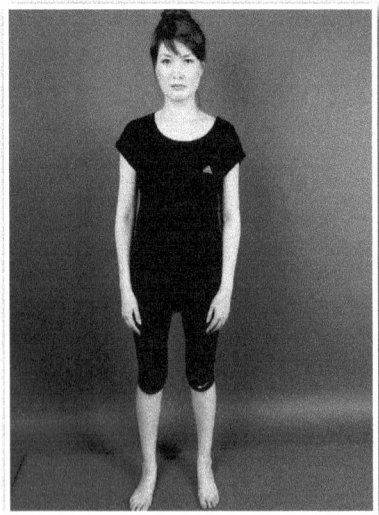

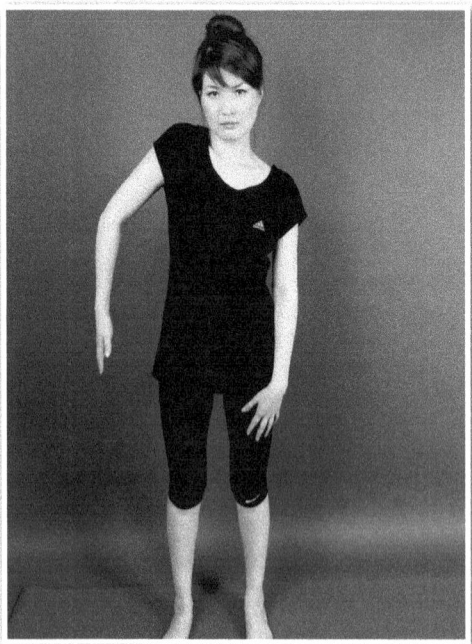

Flexión Lateral

1. Este ejercicio ayuda a incrementar la movilidad de la espina dorsal.
2. Se debe mantener la postura de pie en posición vertical con las manos relajadas a los lados. Asegúrese que los pies no estén tan anchos que puedan causar que las caderas oscilen durante el ejercicio; algo que causa la flexión espinal lateral.
3. Recoja el abdomen y flexiónese de manera lateral. Asegúrese de que los movimientos son desde la cintura. Flexione tanto como pueda hacerlo de manera confortable sin estirarse mucho.
4. Regrese a la posición original y repita en el otro lado.
5. Repita este movimiento 20 veces en ambos lados.

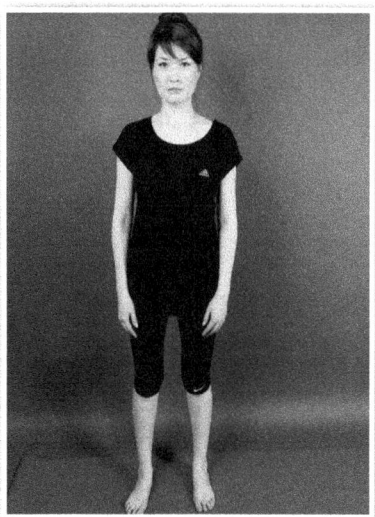

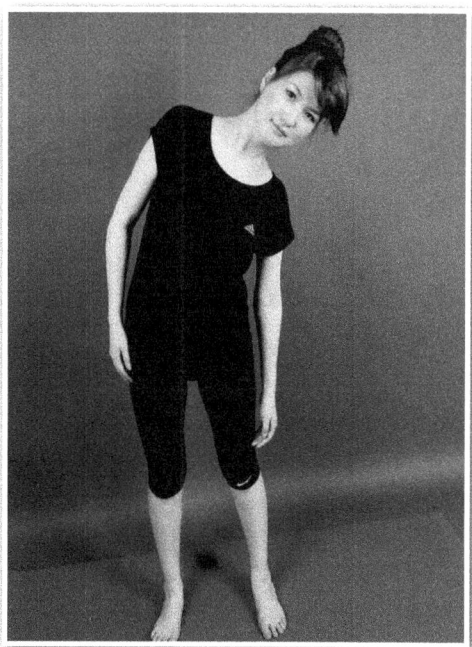

Rotación del Tronco

1. La rotación del tronco ayuda en la movilización de la espira torácica; una parte que se vuelve dura en el embarazo.
2. Para este ejercicio necesita ponerse de pie en posición vertical y flexionar los codos y levantarlos a la altura del pecho.
3. Mantenga el abdomen recogido, gire la parte superior del cuerpo hacia un lado.
4. Regrese a su posición original y luego gire hacia el otro lado.
5. Mantenga el omoplato hacia abajo e intente alargar la espina dorsal mientras gira la parte superior del cuerpo. Asegúrese de que las rodillas y las caderas no son usadas.

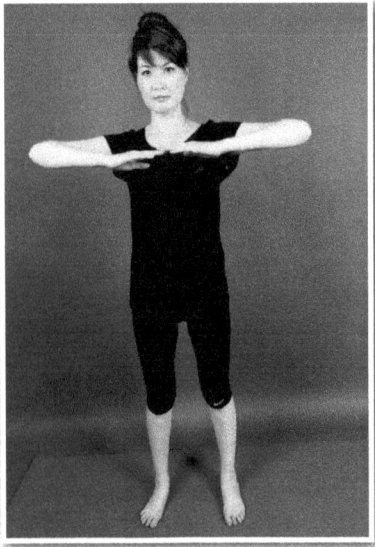

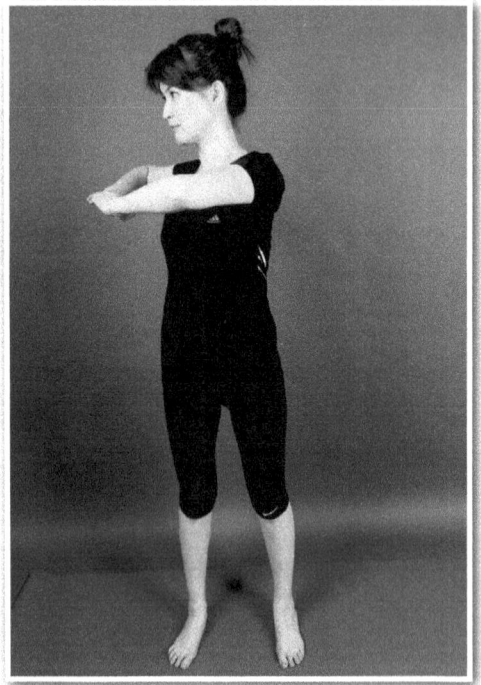

Rotación de la Cadera

1. El objetivo principal de la rotación de la cadera es aflojar la espalda inferior.
2. Necesita estar de pie en posición vertical y ubique las manos al nivel de la caja torácica inferior con los codos doblados.
3. Recoja el abdomen y mueva las caderas en un círculo extendido. Asegúrese de que las rodillas están ligeramente dobladas y la espina alargada.
4. Intente asegurar que los movimientos que ocurren son principalmente debajo de la cintura y que el cuerpo superior no se mueve. El pecho debe permanecer elevado mientras intenta alcanzar el rango completo de rotación posible de manera confortable.

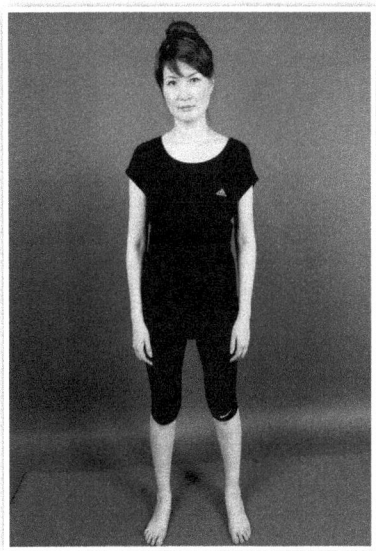

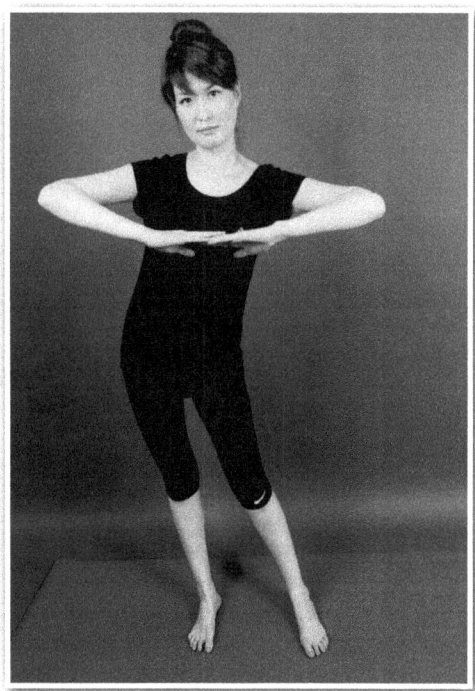

Curl de Tronco

1. Este es un ejercicio que debe hacer para aflojar la parte superior del cuerpo y abrir el pecho.
2. Necesita estar de pie en posición vertical, los brazos deben estar sostenidos hacia afuera hacia los lados.
3. Mantenga los músculos abdominales recogidos e incline la pelvis flexionando el coxis.
4. Doble la parte superior del cuerpo y al tiempo mueva los brazos hacia dentro hacia el frente del cuerpo.
5. Retorne a la posición original y mueva los brazos a los lados también.

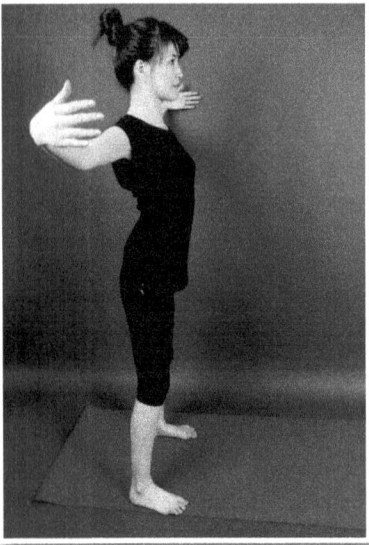

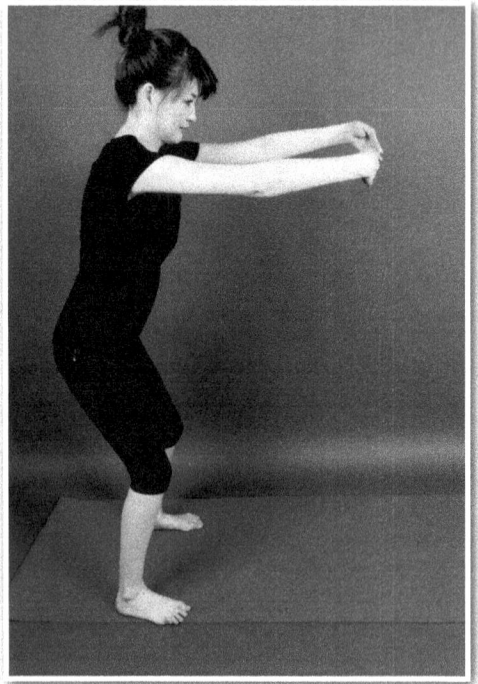

Movilidad del Cuello

1. Este es un ejercicio que ayuda a reducir la tensión del cuello.
2. La posición inicial del ejercicio es estar de pie en posición vertical con los brazos a los lados.
3. Con los músculos abdominales recogidos, gire la cabeza con el fin de mirar por encima del hombro.
4. Deténgase un momento, luego retorne al centro y repita la misma acción hacia el otro lado.
5. Asegúrese de no inclinar la cabeza al lado y alargar la espina dorsal cada vez que vuelve a la posición original.

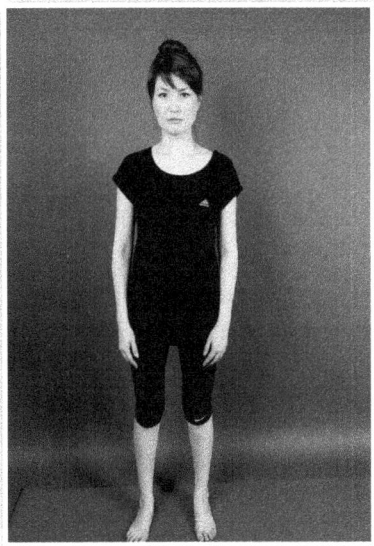

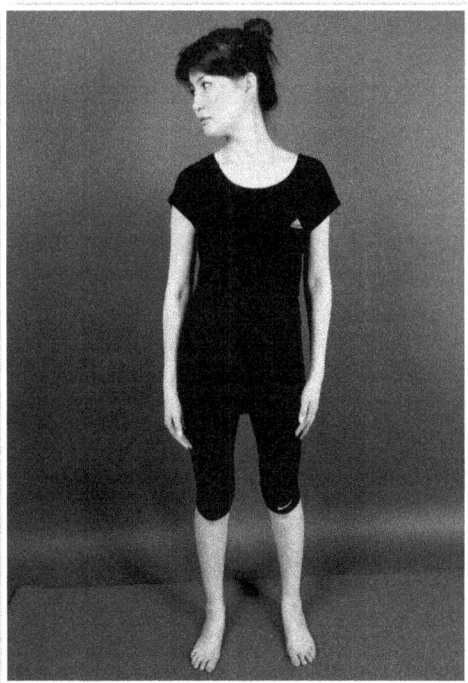

Ejercicios de estiramiento

La espina dorsal recibe gran cantidad de presión en los nueve meses en que lleva al bebé. Hay una cantidad significativa de rigidez muscular que se desarrolla a través de la espina debido a las diferentes posturas que se deben adoptar para llevar al bebé y luego para cuidar de él o ella. Asegúrese de no sostener el estiramiento por más de 15 a 30 segundos, dado que no quiere lastimar los músculos que están todavía laxos.

A continuación encontrará algunos ejercicios de los que puede beneficiarse después de haber dado a luz y completado el chequeo post parto.

Estiramiento del Arcoíris

1. Este es un ejercicio de estiramiento que trabaja sobre la espina torácica y estira los músculos pectorales.
2. La posición inicial de este ejercicio es acostada de lado sobre el suelo con una almohada debajo de la cabeza. Ambas manos deben estar estiradas y juntas como en una oración y descansando sobre el suelo. Las rodillas también deben estar dobladas y juntas.
3. Mientras se recogen los músculos abdominales, el brazo superior deberá ser levantado hacia el techo. Al mismo tiempo gire la cabeza hacia arriba para ver el techo.
4. Mueve la mano hacia el otro lado y asegúrese de seguir el movimiento de la mano con el movimiento de la cabeza.
5. Una vez que el brazo llegue al otro lado, pare por un momento y respire.
6. Use los músculos abdominales para regresar la mano a la posición original.
7. Asegúrese de que la pelvis y las áreas lumbares de la espina permanezcan en la posición original.

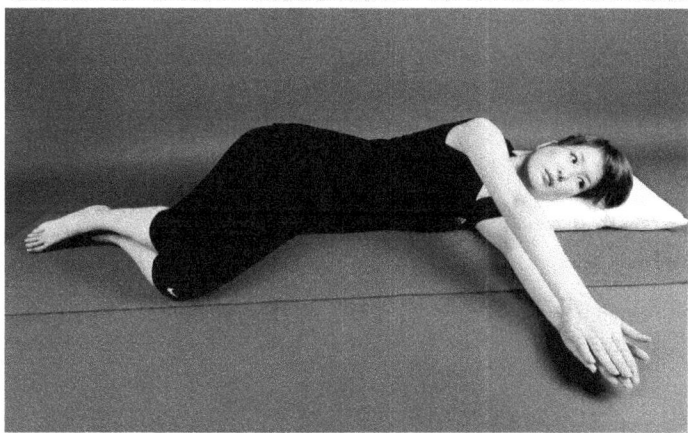

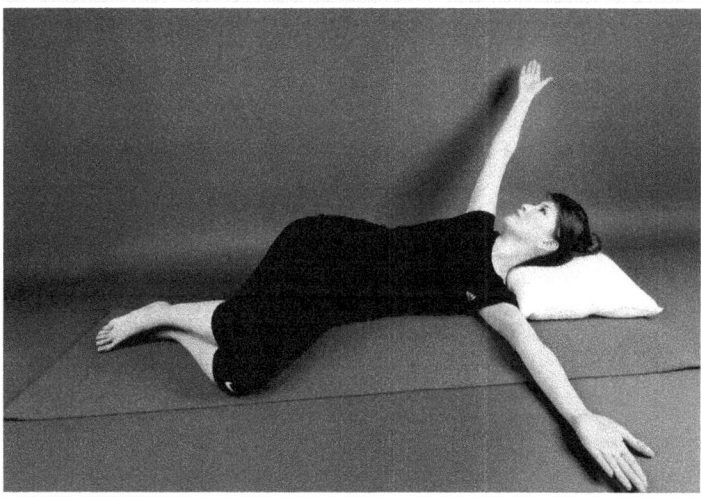

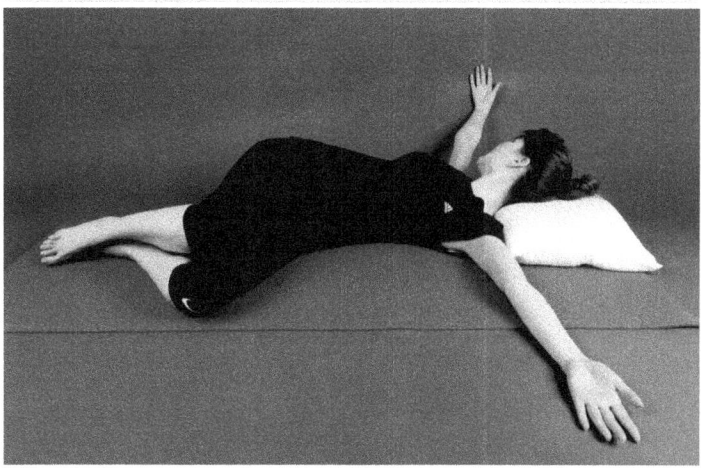

Estiramiento Pectoral Sentada

1. Este ejercicio ayuda a mejorar la postura y a estirar los músculos pectorales.
2. Este ejercicio ayuda a mejorar la postura y a estirar los músculos pectorales.
3. Asegúrese de sentarse derecha y llevar sus manos hacia atrás y colocarlas en el piso. Esto se debe hacer sin inclinarse en alguna manera hacia atrás.
4. Recoja el abdomen, abra el pecho y lleve los codos hacia atrás.
5. Sentirá estirarse el pecho y los hombros en esta etapa.
6. Es importante que abra el pecho y no lo levante si quiere estirar para obtener el efecto apropiado.

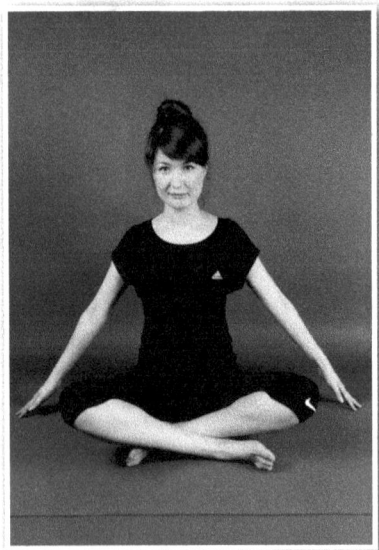

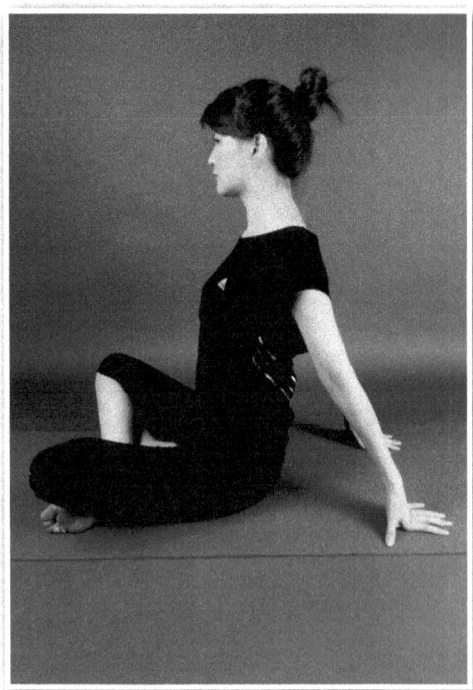

Estiramiento Sentada del Trapecio

1. La idea del ejercicio es reducir la presión en los músculos del trapecio medio con cambios en la postura.
2. Mientras está sentada en el piso en una posición vertical, los brazos necesitan estar extendidos hacia afuera en ambos lados.
3. El omóplato deberá estar abajo.
4. Cuando inclines el hueso pélvico hacia afuera, los brazos deben traerse hacia dentro y la espina debe estar arqueada junto con la cabeza.
5. Sujete el codo del brazo opuesto y haga que el hombro apoye y presione hacia adelante.
6. La respiración natural deberá continuar todo el tiempo durante el estiramiento.

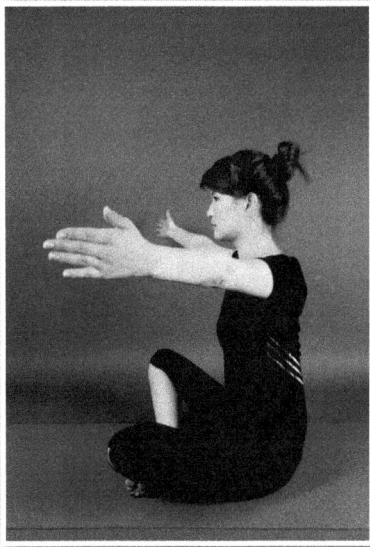

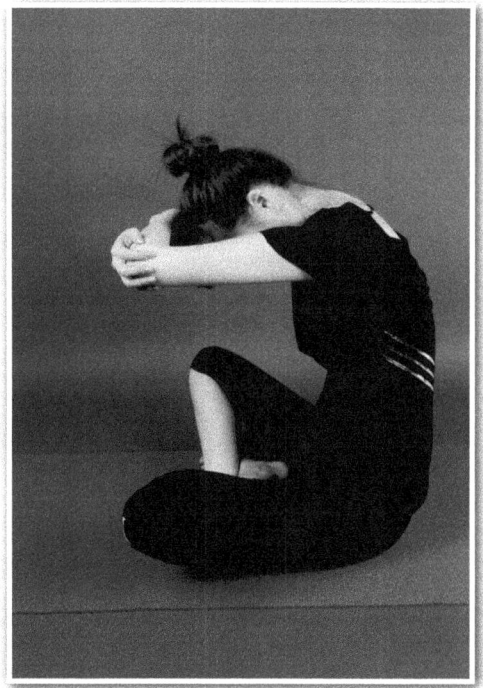

Estiramiento del Músculo Dorsal Sentada

1. Este ejercicio ayuda a mejorar la postura y a estirar los músculos pectorales.
2. Este ejercicio ayuda a mejorar la postura y a estirar los músculos pectorales.
3. Asegúrese de sentarse derecha y llevar sus manos hacia atrás y colocarlas en el piso. Esto se debe hacer sin inclinarse en alguna manera hacia atrás.
4. Recoja el abdomen, abra el pecho y lleve los codos hacia atrás.
5. Sentirá estirarse el pecho y los hombros en esta etapa.
6. Es importante que abra el pecho y no lo levante si quiere estirar para obtener el efecto apropiado.

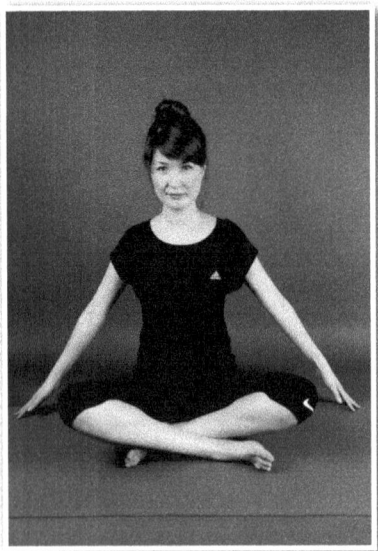

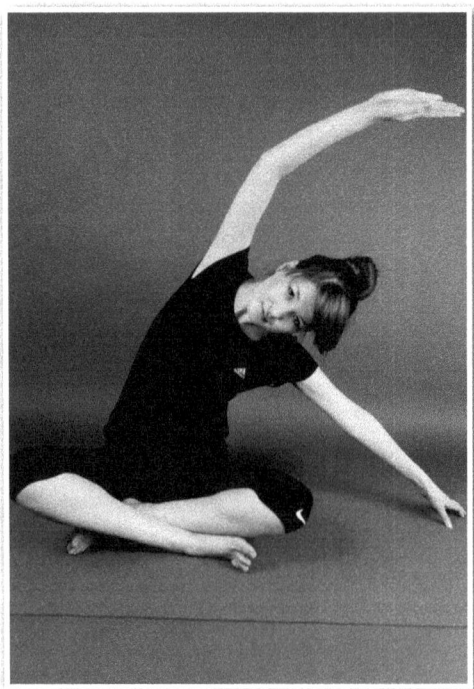

Estiramiento de Cuello Sentada

1. Este ejercicio ayuda a aliviar la tensión en los músculos del cuello.
2. Este ejercicio ayuda a aliviar la tensión en los músculos del cuello.
3. Incline la cabeza a un lado y lleve la oreja al hombro. Asegúrese de no levantar el hombro para intentar tocar la oreja.
4. Regrese a la posición original y haga el movimiento en el otro lado.

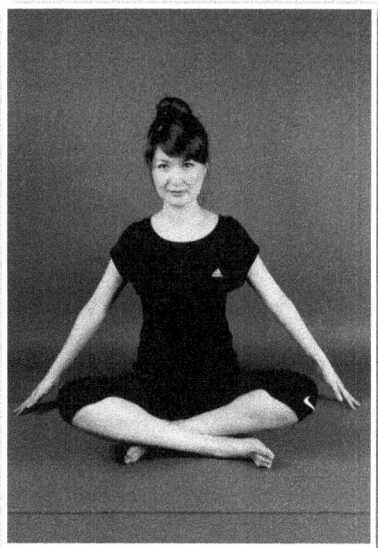

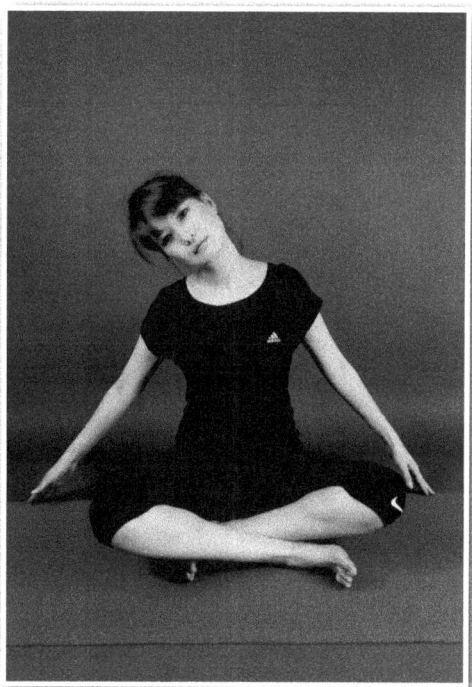

Estiramiento Hacia Arriba Estando de Pie

1. Este es un ejercicio que proporciona un excelente descanso.
2. Necesita estar de pie en posición recta y mantener sus brazos a los lados, de manera relajada.
3. Respire profundamente y luego mueva sus brazos hacia arriba y hacia afuera en dirección al techo. Sienta la espina dorsal estirándose.
4. Exhale mientras baja los brazos.
5. Asegúrese de bajar los omóplatos al tiempo que los brazos suben. Mantenga sus brazos ligeramente hacia delante para mantener la posición neutral.

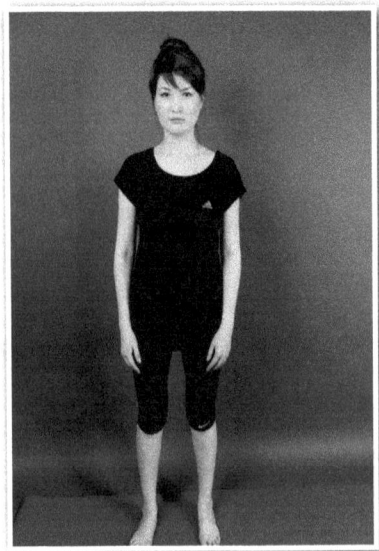

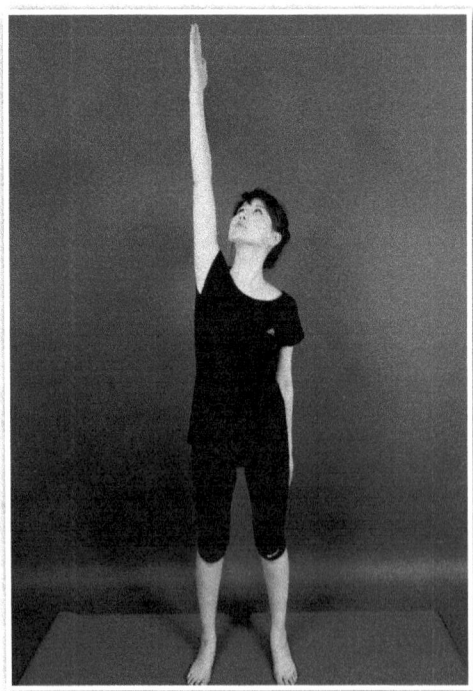

Estiramiento de Lado Estando de Pie

1. Use este estiramiento para alargar los músculos dorsales anchos y relajar la tensión en ellos. Este ejercicio también ayuda a incrementar la movilidad torácica.
2. El comienzo de este ejercicio es de pie en posición vertical con las manos en las caderas.
3. Recoja los músculos abdominales e intente alcanzar el techo con una mano, luego continúe moviendo la mano hacia el otro lado, estirando el lado de la cintura.
4. Si levanta el brazo derecho, entonces deberá sentir un estiramiento en el lado derecho del cuerpo.
5. Traiga el brazo de regreso y baje la mano y repita.
6. Repita con la otra mano también.
7. No empuje la cadera al otro lado y no doble el otro lado tampoco.

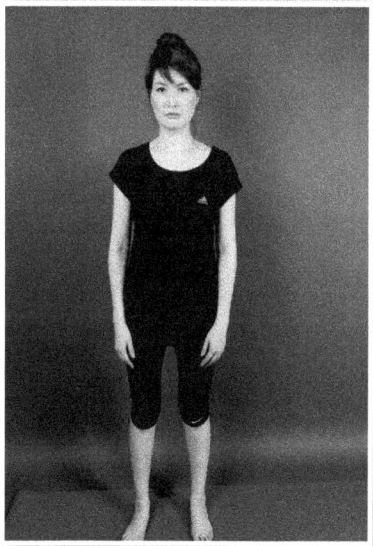

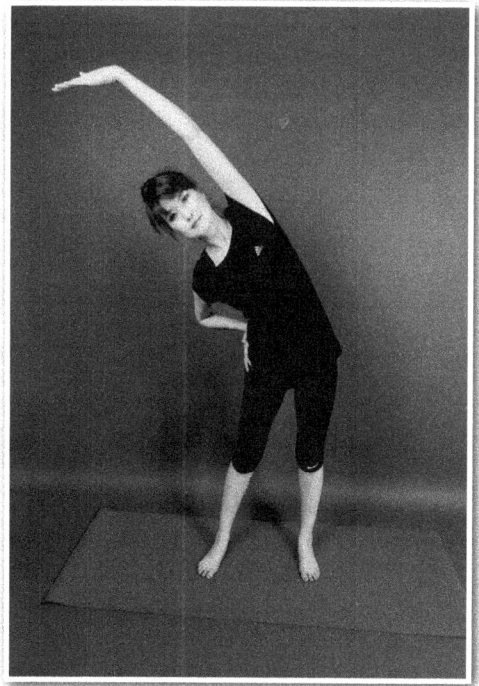

Ejercicios de Estabilización de Centro para Principiantes

Los ejercicios de estabilización son ideales para las nuevas mamás. Una pelota de estabilización debe ser usada con el fin de estirar los músculos abdominales centrales que se han debilitado de manera considerable a través del periodo de embarazo. Su núcleo es esencialmente el centro de su cuerpo – más específicamente, sus músculos abdominales y los músculos de las caderas, el trasero, la espalda y el piso pélvico. Todos sus músculos centrales funcionan juntos como una unidad, ellos están conectados por la fascia, una capa de los tejidos conectivos.

A continuación encontrará algunos ejercicios centrales que pueden beneficiarle después del parto y los cuales son esenciales en la búsqueda de un estómago plano.

Calentamiento del Piso Pélvico

1. Túmbese sobre su espalda con las articulaciones de las rodillas dobladas. Habrá allí un espacio entre el piso y la espalda inferior, así como su cuello. Esto se debe a que su centro no está todavía activado.
2. Inhale, y cuando exhale, incline su pelvis hacia su ombligo. Es un movimiento pequeño y en realidad no verá mucho movimiento en su tripa. Continúa sin dejar que se salga su tripa.
3. Permanezca en esta posición tanto tiempo como sea cómodo, hasta 10 segundos, luego descanse 10 segundos.
4. Relaje su piso pélvico.

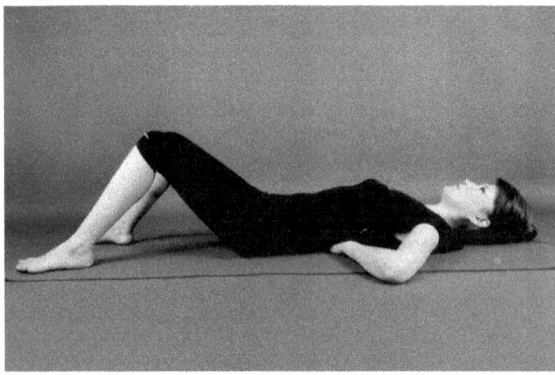

Vacío Abdominal de Cuatro Puntos

1. Arrodíllese con sus caderas sobre sus rodillas y con los hombros sobre las palmas de las manos.
2. Con su espina dorsal en una posición cómoda sin presión en un alineamiento neutral, inhale profundamente y deje su estómago caer hacia el piso.
3. Exhale y recoja su ombligo hacia su espina manteniendo su espalda en la posición inicial.
4. Permanezca en esta posición tanto tiempo como pueda.
5. Cuando tome aire relaje su pared abdominal y repita el ejercicio 10 veces.

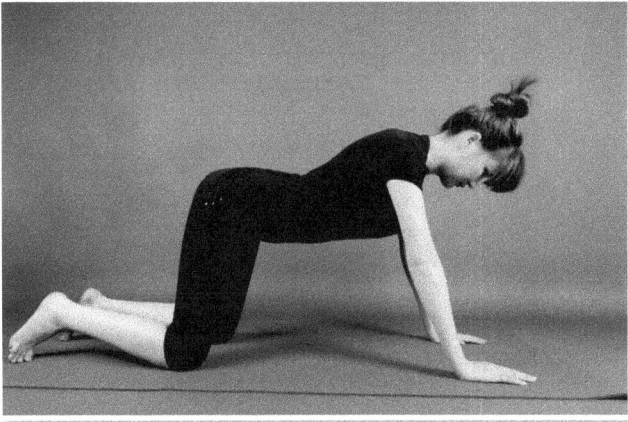

Posición de Tablón

1. Comience acostándose boca abajo en el piso o use una estera para ejercicio. Ubique sus codos y antebrazos debajo de su pecho.
2. Apóyese sobre sí misma para formar un puente usando sus dedos de los pies y antebrazos.
3. Mantenga la espalda recta y no permite que sus caderas decaigan hacia el suelo.
4. Permanezca así durante 60 segundos.

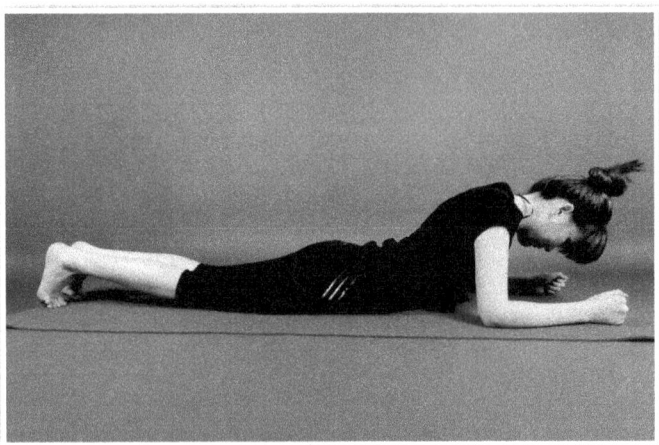

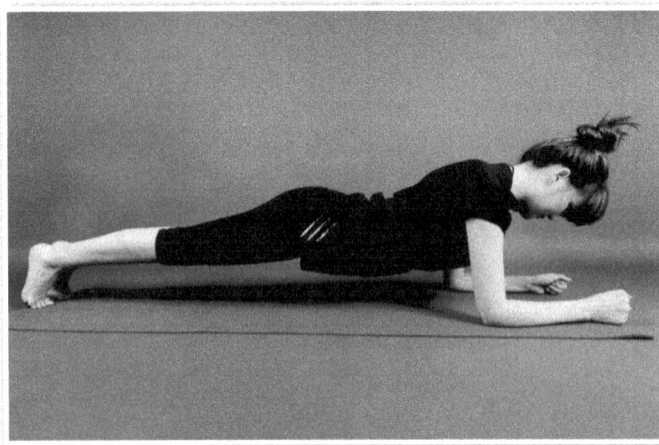

Giro de Centro en Posición de Estocada

1. En posición de pie con los pies juntos cierre las manos, con los brazos estirados a la altura de los hombros a su izquierda.
2. De un paso adelante en posición de estocada con la pierna derecha, rote a partir de la cintura y gire a la derecha.
3. Luego de un paso en posición de estocada con la pierna izquierda, rote a partir de la cintura y gire a la izquierda.
4. Repítalo 20 veces.
5. Para hacerlo más duro, use pesas de 3-8 libras.

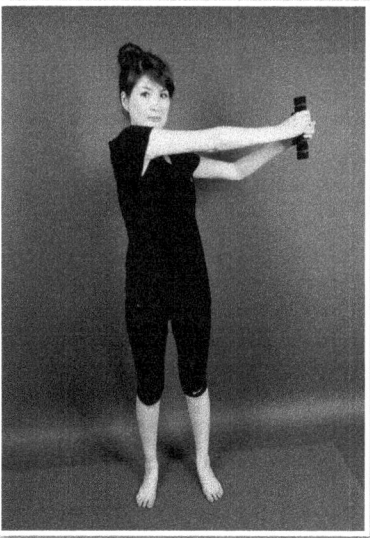

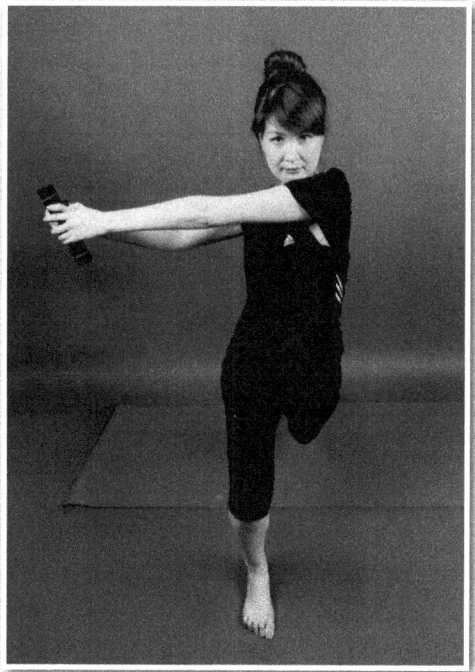

Cuidado si ha tenido una Cesárea

Los ejercicios mencionados en este libro son seguros y fáciles de hacer. Sin embargo, si ha tenido una cesárea pueden irritarle el área de incisión. Si siente incluso una leve incomodidad, pare por un tiempo hasta estar completamente bien. Además es buena idea soportar el área abdominal con ayuda de una almohada para una mejor comodidad.

En la mayoría de los casos deberá comenzar el ejercicio 6 semanas después del parto. Aquellas que han tenido un parto vaginal pueden comenzar antes. Usted puede sentir adormecimiento un tiempo después del procedimiento. Recuerde que sus nervios fueron también cortados durante la cesárea y necesitan tiempo para recuperarse.

La Cicatriz después de la Cesárea

Muchas mujeres se preocupan del bulto que se forma sobre la cicatriz de la cesárea. Sin embargo, puede quitar esto si se ejercita y hace que sus músculos trabajen para usted. El Dr. Kent Snowden, obstetra y ginecólogo afirma que ese bulto es tejido graso dañado. Una vez que la inflamación baja y está de regreso a su vida normal, el recuerdo de la cesárea será probablemente la cicatriz. Sin embargo, asegúrese darle un tiempo de recuperación de por lo menos 6 meses.

Ejercicios Avanzados de Estabilización del Centro

Una vez que ha completado de manera confortable los ejercicios de estabilización de centro para principiantes, es momento de comenzar con los ejercicios avanzados que se enfocan en áreas diferentes de su centro.

Rodar Pelota Hacia Adelante

1. Arrodíllese en frente de una pelota suiza con sus antebrazos sobre la parte más alta de la pelota. El ángulo en sus caderas y hombros debe ser el mismo. Imagine siendo capaz de ubicar una caja entre la parte posterior de sus brazos y muslos.

2. Delicadamente recoja el ombligo hacia dentro y conserve una posición cómoda de su espalda y cabeza.

3. Empuje la pelota hacia adelante, moviendo sus piernas y brazos en medida igual, de tal manera que los ángulos en los hombros y caderas permanezcan iguales a medida que la pelota se mueve. De manera progresiva incremente el esfuerzo usado para mantener su ombligo hacia dentro.

4. Pare en el punto antes de perder la forma. Sentirá su espalda inferior caer cuando la forma se pierda. Debe parar antes de llegar a este punto.

5. Para los principiantes, deben ir hasta la posición final y permanecer allí por tres segundos, luego retornar al punto de inicio. Su ritmo deberá ser tres segundos empujando, tres segundos sostenidos, tres segundos regresando.

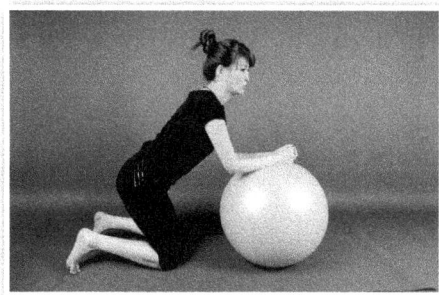

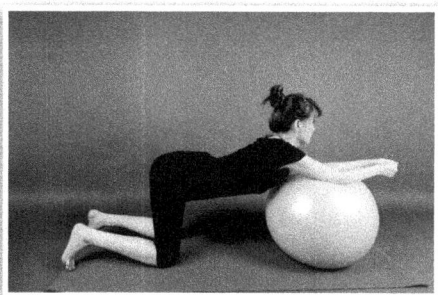

Aplastar la Pelota Suiza

Precaución: si tiene mareo mientras realiza ejercicio, puede apoyarse un poco hacia adelante en la pelota. De cualquier manera, pare este ejercicio de inmediato si continúa sintiendo mareo.

1. Acuéstese sobre la pelota suiza, de tal manera que su espalda descanse de manera confortable sobre la pelota.
2. Mantenga su lengua contra el paladar superior.
3. Mientras aplasta suavemente, imagine que está rodando su espina desde la cabeza hasta la pelvis.
4. En el camino de regreso, desenrolle desde la espalda inferior hasta su cabeza, una vertebra a la vez.
5. Suelte el aire cuando avance e inhale aire cuando vaya de regreso.
6. Posicionamiento de los brazos
   Principiantes — brazos estirados y hacia adelante.
   Intermedios — brazos estirados y hacia adelante.
   Avanzados — los dedos de las manos detrás de las orejas
   (no apoye su cabeza y cuello en sus manos)
7. El ritmo debe ser lento, paso respiratorio.
8. Repita 20 veces.

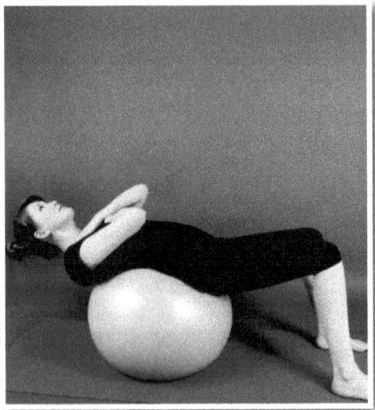

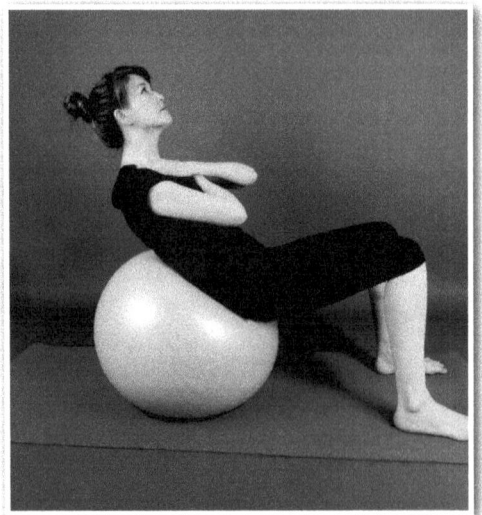

Postura Dinámica del Caballo

1. Póngase sobre sus manos y rodillas con sus mulecas directamente debajo de los hombros y las rodillas directamente bajo las caderas.
2. Contraiga los abdominales y lentamente estire su pierna derecha detrás de usted, saque su pie ligeramente mientras estira su brazo izquierdo enfrente de usted.
3. Repita en un lado 10 veces.
4. Relaje y repita con la pierna izquierda y el brazo derecho.

Además de los ejercicios de estabilización, movilidad y estiramiento, los ejercicios acuáticos son una excelente idea incluso después del parto. Es más probable que haya estado usando ejercicios acuáticos durante su embarazo y si los ha disfrutado, entonces debe asegurarse de continuar haciéndolos después del parto.

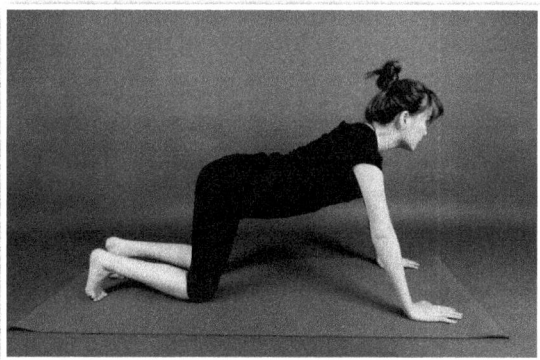

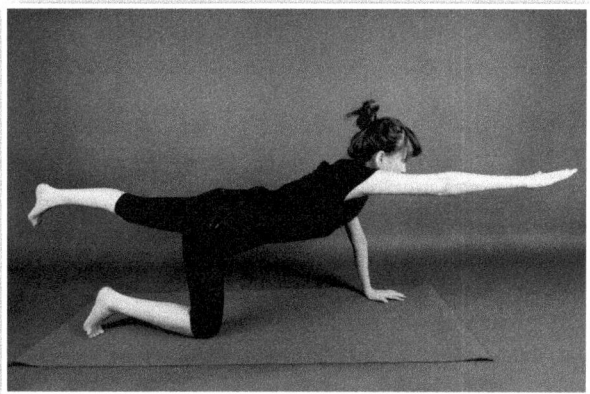

Ejercicios Acuáticos

Existen varios beneficios de ejercitarse en el agua. Por un lado las articulaciones tienen que tolerar menos presión. Es más fácil ejercitarse en el agua cuando se ha ganado peso. La presión del agua en varias partes del cuerpo es buena para la circulación. La buena circulación obtenida además ayuda a que la sangre circule de manera efectiva a través de los riñones, así como la retención de agua se puede reducir, la cual es una parte integral de la ganancia de peso durante el embarazo. La presión hidrostática además ayuda a empujar los fluidos retenidos de los tejidos en la circulación. También se ha notado que los efectos secundarios de los ejercicios realizados en agua no se sienten tanto como aquellos que son hechos en tierra. De este modo es menos propensa a sentir dolor en los músculos. Y por último, pero no menos importante, el agua tiene efectos terapéuticos que tranquilizan, ayuda a ganar compostura y le relaja en gran medida.

Adicionalmente, el agua facilita los movimientos que lleva a cabo. Esto significa que si es una persona que está acostumbrada a los ejercicios reflejos rápidos y de alto impacto, tendrá la capacidad de manejar mejor la situación. Los ejercicios acuáticos son una excelente manera en la que puede hacer algunos ejercicios que pueden ser difíciles de otra forma. Esto es principalmente debido a la baja cantidad de gravedad que experimenta en el agua.

Cuando escoge los ejercicios de agua, tiene que recordar que la resistencia del agua es mucho mayor que la del aire. Por lo tanto, caminar o moverse derecho puede implicar mucho más esfuerzo que cuando se está en tierra. Además la resistencia está presente en todas las direcciones. Las clases grupales crean turbulencia en el agua, que incrementa la cantidad de resistencia.

Asegúrese de que la temperatura del agua en la piscina es de alrededor de 20 grados Celsius. El agua más caliente puede incrementar la elasticidad de los músculos, algo que no quiere. Además, puede producir secreción de leche. El agua fría puede contraer los vasos sanguíneos produciendo una circulación pobre cuando se está ejercitando. La altura de la piscina debe ser de aproximadamente a nivel del pecho. Esto soportará el piso pélvico, el pecho y los senos. Esta profundidad de la piscina ayudará a que pueda hacer buenos ejercicios del cuerpo superior en el agua. Puede comenzar con los ejercicios acuáticos tan pronto como la secreción vaginal pare. Esto es generalmente entre 3 a 5 semanas después del parto.

Entre otros ejercicios que puede hacer en el agua, nadar es otro excelente ejercicio post parto. Este ayuda a incrementar la capacidad cardiovascular y provee beneficios musculares también. Comience con unas pocas vueltas donde nade de manera relajada y luego cambie a un nado más moderado por mucho tiempo. Intente el estilo libre y evite cualquier brazada boca abajo que requiera que mantenga la cabeza en alto.

Descanso y Relajación

Aunque esté muy ansiosa por recuperar su antigua figura, es importante recordar que necesita también el descanso adecuado. Incluso, si no está acostumbrada a tomar largos descansos, necesita asegurarse de estar relajada durante el día. Esto es algo que es bueno para usted y su bebé. Una mamá feliz puede proveer mucho mejor cuidado para su bebé que una mujer infeliz.

Es posible que la llegada del bebé ponga mucha presión en usted como persona. Esto es mucho más de lo que pensó posible y definitivamente mucho más de lo que experimentó en los nueve meses de embarazo.

El estrés es uno de los aspectos más comunes que una mamá necesita tener en cuenta. Es una amenaza al cuerpo, al bienestar del niño y a la relación con la pareja. Cuando el estrés golpea, el cuerpo comienza a salvaguardar todas las funciones internas y las limita a un mínimo de lo que es necesario para mantener vivo. Aspectos como la digestión, la eliminación de toxinas y la respiración efectiva están comprometidos. La idea es desviar toda la energía hacia la lucha contra la causa del estrés. Desafortunadamente, aunque esto funcionaba en épocas antiguas cuando el estrés era causado principalmente debido a amenazas físicas, hoy los generadores de estrés son principalmente emocionales. Pero el cuerpo reacciona de una manera similar.

Si la reacción del cuerpo continúa por mucho tiempo, esto causa estrés crónico y compromete severamente la manera en que el cuerpo funciona.

Existen varios factores que han sido asociados con el estrés post parto, que son físicos y emocionales en naturaleza. Los factores físicos incluyen la fatiga, la falta de sueño, dolor perineal, estreñimiento, dolor en las articulaciones, niveles reducidos de energía, irritación, cambios de postura y senos más pesados. Algunos de los generadores emocionales de estrés incluyen problemas con el bebé, como cuando llora por mucho tiempo, incapacidad de calmarlo, falta de tiempo, sentimiento de insuficiencia como madre, sentimiento de aislamiento y soledad en el manejo del bebé e incapacidad para perder peso rápidamente.

La reacción del cuerpo hacia el estrés incluye la cabeza y el cuerpo torcidos, hombros elevados, codos torcidos cerca del cuerpo, puños apretados, mandíbula apretada y dientes. La frecuencia cardiaca generalmente se incrementa durante el estrés y la presión sanguínea y el ritmo respiratorio se incrementa.

Es importante que sobrelleve el estrés, con el fin de que su cuerpo funcione normalmente. Existen varios métodos de relajación que puede practicar. Pero es necesario que tenga dedicación hacia esta causa y que crea en realidad que el estrés puede no sólo herir su cuerpo, sino además dañar a su bebé de manera indirecta. Así que asegúrese de tomar tiempo para relajarse y practique algunas técnicas de relajación con el fin de estar más calmada y en paz.

Los tres métodos de relajación que son más comúnmente usados son:

- **Métodos de contraste** — este es un método en el cual contrae y luego relaja todos los músculos más grandes del cuerpo uno por uno y conscientemente. Puede comenzar acostándose y relajándose, luego piense en el músculo y contráigalo. Sosténgalo por un momento y luego suéltelo. Comience en los dedos del pie y trabaje con ellos hasta los hombros y rostro. Aunque este es un método sencillo de seguir para la relajación, puede ser complicado para las personas contraer y relajar los músculos que ya están tensos.
- **Visualización** — este es un método que para realizarlo necesita asegurarse que está en una habitación tranquila, sin ruido. Cierre sus ojos y comience a visualizar imágenes de felicidad específicas

en su mente. Este es un ejercicio psicológico, pero cuando lo haga notará que tiene un impacto directo en la forma en la que se siente.

• **Relajación fisiológica** — este método también es llamado como el método de Mitchell e involucra inhibición reciproca. En este método se le permite a un músculo relajarse, mientras que otro es contraído. Necesita hacerlo en todo el cuerpo en una rutina fija.

  – Comience con los hombros y llévelos hacia las orejas.
  – Sea consciente del hecho de que el cuello está siendo estirado.
  – Mueva los codos lejos del cuerpo lentamente.
  – Estire los dedos y siéntalos estirados.
  – Gire las caderas hacia fuera, pero manteniendo las piernas ligeramente aparte.
  – Mueva las rodillas a una posición más cómoda.
  – Doble los dedos de los pies trayéndolos hacia el rostro.
  – Presione su cuerpo en la cama o en el colchón en el que está.
  – Presione la cabeza en la almohada.
  – Mientras tiene los labios juntos, lleve la mandíbula hacia abajo.
  – Mueva la lengua hacia la mitad de la boca.
  – Cierre los ojos y sea consciente de la oscuridad que hay.
  – Levante las cejas hacia la línea donde nace el cabello.
  – Tome tanto aire como sea posible de manera profunda y suéltelo suavemente.

Una vez que haya terminado esta sesión, hágala lentamente y de manera deliberada.

Es importante que cuando saque tiempo para relajarse, lleve ropa cómoda y confortable. Es importante que esté en un lugar donde pueda escuchar el llanto del bebé (esto significa que se asegure de que alguien esté cuidado su bebé por un momento o que tiene un monitor para bebés con usted cuando él o ella esté durmiendo). Intente dejar de pensar en las tareas que necesita terminar y las cosas que necesita lograr antes de que el día acabe. Este no es el momento que ha dejado para planear su día o su semana o su vida.

Cambios en el estilo de vida

Además de los ejercicios que hace, se han añadido a su vida un gran número de tareas específicas con la llegada del bebé. Existen movimientos específicos que adoptará con el fin de sujetar al bebé, alimentar al bebé e incluso jugar con el bebé. Adicionalmente es recomendable que algunas de las primeras cosas que deben hacerse, se hagan apropiadamente con el fin de evitar cualquier clase de movimiento brusco que pueda causar daño.

A continuación algunos consejos sobre cambios en el estilo de vida que deberá adoptar luego del parto.

- Siéntese en el borde de la cama y levántese lentamente. Mantenga las rodillas y piernas alineadas cuando se levante, de tal manera que haga el mínimo esfuerzo.

- Sujetar al bebé en un lado es algo que muchas mujeres prefieren, de esta manera pueden cambiar de lado cuando están cansadas. Hay una tendencia a arquear la cadera para descansar al bebé en la prominencia. Esta posición causa una enorme cantidad de presión en la espina lumbar si se mantiene por mucho tiempo.

- Asegúrese no estar sentada en una posición decaída cuando esté alimentando al bebé. Intente conseguir una silla de alimentación, de tal manera que esté siempre derecha. Coloque un cojín o un taburete debajo de sus pies si estos no tocan el piso fácilmente y confortablemente.

- No levante la bañera del bebé cuando esté llena de agua. Elija una opción de baño para el bebé que pueda usar sin una bañera tan grande, de tal manera que no haya problema vaciando el agua.

- Tenga una mesa para cambiar el bebé que esté a la altura de la cintura, de tal manera que pueda hacerlo fácilmente. Si esta opción no está disponible, arrodíllese de lado de la cama mientras cambia al bebé.

Palabras finales

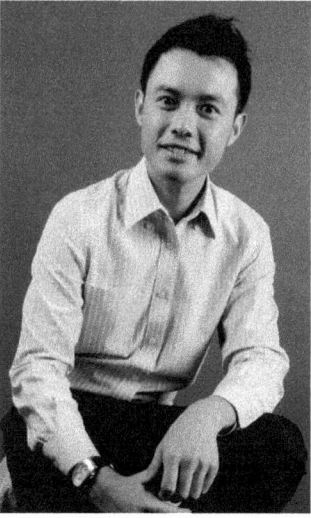

Las mujeres con escoliosis no tienen nada que temer cuando quedan embarazadas. Los cambios que suceden dentro del cuerpo durante el embarazo son los mismos que le suceden a cualquier otra mujer. El único cuidado adicional que debe tener es el de su enfermedad de espalda, debe asegurarse de no hacer cosas que pongan una presión adicional sobre su espina dorsal. Siga las directrices del libro, como comer de la manera correcta para conseguir una columna vertebral y un bebé saludable. Haga los ejercicios detallados anteriormente y no tendrá de que preocuparse.

Cuando se quede embarazada debe contar con la información suficiente para ser capaz de pasar los nueve meses y el post parto sin ningún tipo de problema. Pensar que no habrá problemas durante el embarazo es como tener un sueño. Pero, ¿quién no tiene problemas en el embarazo? El cuerpo pasa por tantos cambios que es obligatorio encontrar aspectos que nunca antes haya experimentado.

Lo que debe hacer es leer mucho sobre lo que está sucediendo en su cuerpo y las cosas específicas que puede hacer con el fin de asegurar que maneja los cambios de manera eficiente.

La dieta y el ejercicio son los aspectos claves para manejar un embarazo de manera eficiente. Asegúrese de que la dieta que come es saludable y propicia para la salud de los huesos. Y practique el nivel adecuado de ejercicio para mantener su físico de batalla para combatir el estrés cuando el bebé llegue e incluso después.

Las mujeres que son estrictas con su dieta y la rutina de ejercicio experimentan menos inconvenientes con el embarazo y el parto.

Recuerde que existen nuevas investigaciones y técnicas para ayudar a las personas a enfrentar mejor las condiciones y las situaciones médicas. Manténgase actualizada sobre las nuevas investigaciones que se están realizando para ayudar a las pacientes con escoliosis a tener un parto más sencillo.

¡Tenga mucho cuidado y le deseo la mejor de las suertes con su bebé!

Dr. Kevin Lau D. C.

Referencias

1. Warren M.P., Brooks-Gunn J., Hamilton L.H., Warren L.F. and Hamilton W.G. (1986). Scoliosis and fractures in young ballet dancers: relation to delayed menarche and secondary amenorrhea. N Engl J Med, 314:1348—1353.

2. Nowak, A. and Czerwionka-Szaflarska. M. (1998) Clinical picture of mitral valve proplapse syndrome in children - a study of a selfselected material. Med Sci Monit, 4(2): 280-284

3. Akella P., Warren M.P., Jonnavithula S. and Brooks-Gunn J. (Sept, 1991) Scoliosis in ballet dancers. Med Probl Performing Artists. 84—86.

4. Tanchev, P.I., Dzherov, A.D., Parushev, A.D., Dikov, D.M., and Todorov, M.B. (Jun, 2000). Scoliosis in rhythmic gymnasts. Spine, vol 25 (issue 11): 1367-72

5. Omey, M.L., Micheli, L. J. and Gerbino, P.G. (2000). Idiopathic scoliosis and spondylolysis in the female athlete: Tips for treatment. Clinical orthopaedics and related research, 372, 74-84

6. Riseborough E. and Wynne-Davies R. (1973) A genetic survey of idiopathic scoliosis in Boston. J Bone Joint Surg Am, 55:974-982.

7. Czeizel A., Bellyei A., Barta O., et al. (1978) Genetics of adolescent idiopathic scoliosis. J Med Genet, 15:424-427.

8. Weinstein S.L., Zavala D.C. and Ponseti I.V. (Jun, 1981). Idiopathic Scoliosis: long-term follow-up & prognosis in untreated patients. J Bone Joint Surg Am, 63(5): 702-12.

9. Fayssoux, R.S., Cho, R.H. and Herman M.J. (2010) A History of Bracing for Idiopathic Scoliosis in North America Clin Orthop Relat Res, 468:654–64.

10. Coillard C., Circo A.B. and Rivard C.H. (November, 2010) SpineCor treatment for Juvenile Idiopathic Scoliosis: SOSORT award 2010 winner. Scoliosis, 5:25, doi: 10.1186/1748-7161-5-25.

11. Negrini S., Minozzi S., Bettany-Saltikov J., Zaina F., Chockalingam N., Grivas T.B., Kotwicki T., Maruyama T., Romano M. and Vasiliadis E.S. (2010) Braces for idiopathic scoliosis in adolescents. Cochrane Database of Systematic Reviews, Issue 1. Art. No.: CD006850.

12. Dale, E. Rowe, M.D., Saul, M. Bernstein, M.D., Max, F. Riddick, M.D., Adler, F. M.D., Emans. J.B. M.D. and Gardner-Bonneau, D. Ph.D. (May, 1997). A Meta-Analysis of the Efficacy of Non-Operative Treatments for Idiopathic Scoliosis, The Journal of Bone and Joint Surgery 79:664-74.

13. Nachemson, A.L. and Peterson, L.E. (1995). Effectiveness of treatment with a brace in girls who have adolescent idiopathic scoliosis. A prospective, controlled study based on data from the Brace Study of the Scoliosis Research Society. The Journal of Bone and Joint Surgery, 77(6), 815-822.

14. Dolan L.A. and Weinstein SL. (Phila Pa 1976; Sep, 2007) Surgical rates after observation and bracing for adolescent idiopathic scoliosis: an evidence-based review. Spine, 1: 32(19 Suppl): S91-S100.

15. Ogilvie J., Nelson L., Chettier R. and Ward K. (2009) Does bracing alter the natural history of Adolescent Idiopathic Scoliosis? Scoliosis, 4(Suppl 2): O59.

16. Karol L.A. (Phila Pa 1976; Sep, 2001). Effectiveness of bracing in male patients with idiopathic scoliosis, 26(18): 2001-5.

17. Weiss H.R. (Jan 1, 2001). Adolescent Idiopathic Scoliosis: The Effect of Brace Treatment on the Incidence of Surgery. Spine, 26(1), 42-47.

18. Morningstar M.W., Woggon D. and Lawrence G. (Sep, 2004) Scoliosis treatment using a combination of manipulative and rehabilitative therapy: a retrospective case series. BMC Muculoskelet Disord, 14(5): 32. REFERENCES 343

19. Dickson, R. A. and Weinstein, S. L. (Mar, 1999). Bracing (And Screening) — Yes Or No?, British Editorial Society of Bone and Joint Surgery, 81(2): 193-8.

20. Farley, D. (Jul, 1994). Correcting the curved spine of scoliosis - includes related article on X-ray safety. FDA Consumer. 28(6):26-29.

21. Humke T., Grob D., Scheier H. and Siegrist H. (1995) Cotrel-Dubousset and Harrington Instrumentation in idiopathic scoliosis: a comparison of long-term results. Eur Spine J, 4(5): 280-3.

22. Mohaideen A., Nagarkatti D., Banta J.V. and Foley C.L. (Feb, 2007) Not all rods are Harrington - an overview of spinal instrumentation in scoliosis treatment. Pediatr Radiol, 30(2): 110-8.

23. Steinmetz M.P., Rajpal S. and Trost G. (Sep, 2008) Segmental spinal instrumentation in the management of scoliosis. Neurosurgery, 63(3 Suppl): 131-8.

24. Margulies J.Y., Neuwirth M.G., Puri R., Farcy F.V. and Mirovsky Y. (Apr, 1995) Cotrel Dubousset and Wisconsin segmental spine instrumentation: comparison of results in adolescents with idiopathic scoliosis King Type II. Contemp Orthop, 30(4): 311-4.

25. Sucato D.J. (Phila Pa 1976; Dec, 2010) Management of severe spinal deformity: scoliosis and kyphosis. Spine, 35(25): 2186-92.

26. Shamji M.F. and Isaacs R.E. (Sep, 2008) Anterior-only approaches to scoliosis. Neurosurgery, 63(3 Suppl): 139-48.

27. Wilk B., Karol L.A., Johnston C.E., 2nd, Colby S. and Haideri N. (2006) The Effect of Scoliosis Fusion Surgery on Spinal Ranges of Motion: a Comparison of Fused & Nonfused Patients with

28. Idiopathic Scoliosis. Spine, 31(3): 309-314. 344 HEALTH IN YOUR HANDS

29. Yawn, B.P., Yawn, R.A., Roy A. (Sep 15, 2000). The estimated cost of school scoliosis screening. Spine, 25(18):2387-91.

30. Danielsson, A.J., Wiklund, I. , Pehrsson, K. and Nachemson, A.L. (Aug, 2001). Health-related quality of life in patients with adolescent idiopathic scoliosis: a matched follow-up at least 20 years after treatment with brace or surgery. European Spine Journal. 10(4), 278-288

31. Akazawa l, T., Minami l, S., Takahashi l K., Kotani l T., Hanawa T. and Moriya l H. (Mar, 2005) Corrosion of spinal implants retrieved from patients with scoliosis. J Orthop Sci, 10(2):200-5.

32. Wilk B., MS; Karol L.A., MD; Johnston C.E., II MD; Colby S. and Haideri, N. PhD (Feb 22, 2006). The Effect of Scoliosis Fusion Surgery on Spinal Ranges of Motion: a Comparison of Fused & Nonfused Patients with Idiopathic Scoliosis. Spine, 31(3):309-314.

33. Donovan P. (Mar 21, 2008). Grow Your Own Probiotics, Part 1: Kefir, NaturalNews, Naturalnews.com, http://www.naturalnews. com/022822. html.

34. Nachemson AL, Peterson LE. Effectiveness of treatment with a brace in girls who have adolescent idiopathic scoliosis. A prospective, controlled study based on data from the Brace Study of the Scoliosis Research Society. J Bone Joint Surg Am. June 1995;77(6):815-822.

35. Mary G. Enig, PhD. (Dec 31, 2000). Fatty Acid Requirements for Women, Weston A. Price, www.westonaprice.org , http://www.westonaprice.org/ know-your-fats/fatty-acid-requirements-for-women.

36. Pam Schoenfeld   . (Apr 1, 2011). Vitamin B6, The Under-Appreciated Vitamin, Weston A. Price, http://www.westonaprice.org/vitamins-and-minerals/vitamin-b6-the-under-appreciated-vitamin.

37. NRC (National Research Council). Recommended dietary allowances. 10th ed. Washington, DC: National Academy of Sciences, 1989.

38. Clapp JF III. Exercise in pregnancy: a brief clinical review. Fetal Medical Review1990;161:1464–9.

39. Artal R, Wiswell RA, Drinkwater BL, eds. Exercise in pregnancy. 2nd ed. Baltimore: Williams and Wilkins, 1991.

40. Frequently Asked Questions, National Scoliosis Foundation, http://www.scoliosis.org/faq.php.

41. Dr. Stuart Weinstein, Prof of Orthopedic Surgery, University of Iowa. (July, 2008). Scoliosis, Questions and Answers about Scoliosis in Children and, National Institute of Arthiritis and Musculoskeletal and Skin Diseases (NIAMS), http://www.niams.nih.gov/Health_Info/Scoliosis/.

42. Jason C. Eck, DO, MS. Scoliosis, MedicineNet, http://www.medicinenet.com/scoliosis/article.htm.

43. Caroline Arbanas. (Sep 5, 2007). Scoliosis gene discovered, may assist in diagnosis, treatment, Washington University in St. Louis, http://news.wustl.edu/news/Pages/9935.aspx.

44. Raynham, MA. (December 1, 2010). New Study Shows DNA Test Highly Accurate In Predicting Curve Progression in Scoliosis Patients, J&J, http://www.jnj.com/connect/news/all/new-study-shows-dna-test-highly-accurate-in-predicting-curve-progression-in-scoliosis-patients.

45. Dr. Kevin Lau D.C. (2010), Your Plan for Natural Scoliosis Prevention and Treatment, Health in Your Hands, Third Edition, Pg 33

46. Betz-RR; Bunnell-WP; Lambrecht-Mulier-E; MacEwen-GD J-Bone-Joint-Surg-Am. 1987 Jan; 69(1): 90-6 http://www.scoliosisnutty.com/pregnancy-scoliosis.php.

47. In-Depth Report, Scoliosis, Surgery (November 28, 2011), NY Times, http://health.nytimes.com/health/guides/disease/scoliosis/surgery.html.

48. Singer, Katie, The Garden of Fertility: A Guide to Charting Your Fertility Signals to Prevent or Achieve Pregnancy--Naturally--and to Gauge Reproductive Health, Avery/Penguin, 2004.

49. Built in Birth Control: How Too Much – Or Too Little – Body Fat Could Be Harming Your Fertility, A Special Report from Getting-Pregnant.com, http://www.getting-pregnant.com.

50. Linda Bradley, Menstrual Dysfunction, Cleveland Clinic, Center for Continuing Education, Disease Management Project, http://www.clevelandclinicmeded.com/medicalpubs/diseasemanagement/womens-health/menstrual-dysfunction/.

51. Kristen Burgess. A 7 Part Natural Fertility Course, Getting-Pregnant, http://www.getting-pregnant.com.

52. Lisa Bianco-Davis. (September 20, 2005), Modern Baby Books: Full of Bad Advice Weston A. Price Foundation, http://www.westonaprice.org/childrens-health/modern-baby-books.

53. Guidelines of the American College of Obstetricians and Gynecologists for exercise during pregnancy and the postpartum period, British Journal of Sports Medicine, http://bjsm.bmj.com/cgi/content/full/37/1/6.

54. Weston A. Price Foundation. (January 10, 2004), Diet for Pregnant and Nursing Mothers, Weston A. Price Foundation, http://www.westonaprice.org/childrens-health/diet-for-pregnant-and-nursing-mothers.

55. What to Expect When You're Expecting by Arlene Eisenberg, Heidi E Murkoff & Sandee E Hathaway, BSN, Workman Publishing Company, 2002.

56. Dr. Kevin Lau D.C. (2010), Your Plan for Natural Scoliosis Prevention and Treatment, Health in Your Hands, Third Edition, Pg 77.

57. Sally Fallon and Mary G. Enig, PhD. (March 29, 2002), Vitamin A Saga, Weston A. Price Foundation, http://www.westonaprice.org/fat-soluble-activators/vitamin-a-saga.

58. Jane E. Brody. (October 7. 1995), Study Links Excess Vitamin A and Birth Defects, The New York Times, http://www.nytimes.com/1995/10/07/us/study-links-excess-vitamin-a-and-birth-defects.html.

59. Kenneth J. Rothman and et al. (November 1995), The New England Journal of Medicine: Teratogenicity of High Vitamin A Intake.

60. AAP News Room. (October 13.2008), New Guidelines Double The Amount Of Recommended Vitamin D, American Academy of Pediatrics, http://www.aap.org/pressroom/nce/nce08vitamind.htm.

61. Devereux G. Early life events in asthma – diet. Pediatr Pulmonol. 2007;42(8):663-73.

62. Hoogenboezem, T. Degenhart, H. J. De Muinck Keizer-Schrama, et al., "Vitamin D Metabolism in Breast-Fed Infants and their Mothers," Pediatric Research, 1989; 25: 623-628.

63. Ala-Houhala, M. Koskinen, T. Terho, A. Koivula, T. Visakorpi, J. "Maternal compared with infant vitamin D supplementation," Archives of Disease in Childhood, 1986; 61: 1159-1163.

64. American Academy of Pediatrics, Committee on Nutrition. "The prophylactic requirement and the toxicity of vitamin D," Pediatrics, March 1963; 512-525.

65. Standing Committee on the Scientific Evaluation of Dietary Reference Intakes and its Panel on Folate, Other B Vitamins, and Choline and Subcommittee on Upper Reference Levels of Nutrients, Food and Nutrition Board, Institute of Medicine. Dietary Reference Intakes for Thiamin, Riboflavin, Niacin, Vitamin B6, Folate, Vitamin B12, Pantothenic Acid, Biotin, and Choline. Washington, DC: National Academy Press (1998) pp. 196-305.

66. Kelly P, McPartlin J, Goggins M, Weir DG, Scott JM. Am J Clin Nutr. 1997;65(6):1790-5.

67. Zeisel, SH. The fetal origins of memory: the role of dietary choline in optimal brain development. J Pediatr. 2006;149:S131-S136.

68. Standing Committee on the Scientific Evaluation of Dietary Reference Intakes and its Panel on Folate, Other B Vitamins, and Choline and Subcommittee on Upper Reference Levels of Nutrients, Food and Nutrition Board, Institute of Medicine. Dietary Reference Intakes for Thiamin, Riboflavin, Niacin, Vitamin B6, Folate, Vitamin B12, Pantothenic Acid, Biotin, and Choline. Washington, DC: National Academy Press (1998) pp. 399-422.

69. Rees WD, Wilson FA, Maloney CA. Sulfur amino acid metabolism in pregnancy: the impact of methionine in the maternal diet. J Nutr. 2006;136(6 Suppl):1701S-1705S.

70. Brooks AA, Johnson MR< Steer PJ, Pawson ME, Abdalla HI. Birth weight: nature or nurture? Early Human Dev. 1995;42(1):29-35.

71. Crawford MA. Postgrad Med J 1980 Aug;56(658):557-62.

72. Al MD, van Houwelingen AC, Hornstra G. Am J Clin Nutr 2000 Jan;71(1 Suppl):285S-91S.

73. Dr. Kevin Lau D.C. (2010), Your Plan for Natural Scoliosis Prevention and Treatment, Health in Your Hands, Third Edition, Pg 126.

74. Dr. Kevin Lau D.C. (2010), Your Plan for Natural Scoliosis Prevention and Treatment, Health in Your Hands, Third Edition, Pg 145.

75. Dr. Kevin Lau D.C. (2010), Your Plan for Natural Scoliosis Prevention and Treatment, Health in Your Hands, Third Edition, Pg 180.

76. Dr. Kevin Lau D.C. (2010), Your Plan for Natural Scoliosis Prevention and Treatment, Health in Your Hands, Third Edition, Pg 89.

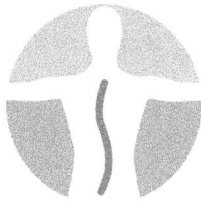

LA SALUD EN SUS MANOS

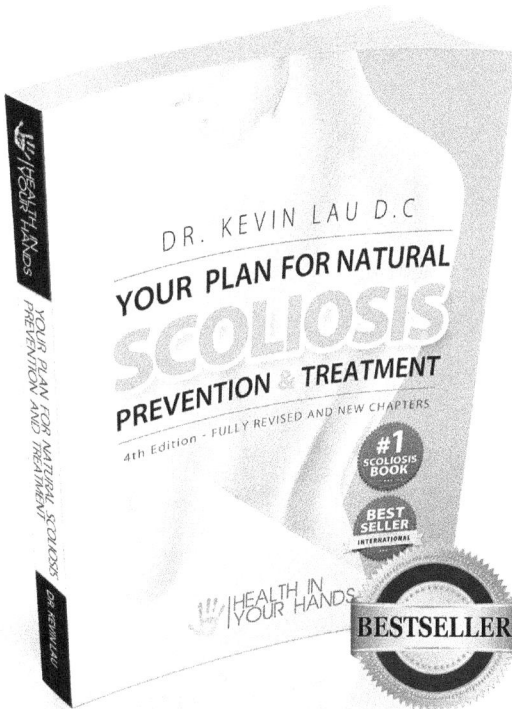

DR. KEVIN LAU D.C

YOUR PLAN FOR NATURAL SCOLIOSIS PREVENTION & TREATMENT

4th Edition - FULLY REVISED AND NEW CHAPTERS

#1 SCOLIOSIS BOOK

BEST SELLER INTERNATIONAL

HEALTH IN YOUR HANDS

BESTSELLER

¡Un programa de dieta y ejercicio completamente natural, seguro, de probada calidad para tratar y prevenir la escoliosis!

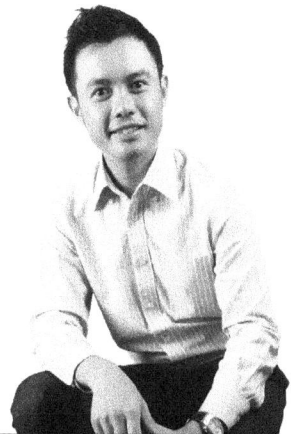

Su plan para la prevención y tratamiento natural de la escoliosis:

- Descubrirá la investigación más reciente sobre las verdaderas causas de la escoliosis
- Descubrirá como los corsés y la cirugía trata meramente los síntomas y no la raíz de la escoliosis
- Sabrá cuáles de los tratamientos funcionan, cuáles no y por qué
- Conocerá cuáles son los síntomas más comunes que sufren los pacientes con escoliosis
- Aprenderá quela evaluación temprana de la escoliosis de un joven puede ayudar en su calidad de vida en los años siguientes
- El único libro en el mundo que trata la escoliosis controlando la manera en que los genes de la escoliosis son expresados
- Un entendimiento profundo de cómo los músculos y ligamentos funcionan en tipos comunes de escoliosis
- Personalice una rutina de ejercicio única para su escoliosis y lo que debe ser evitado a toda costa
- Consejos y trucos para modificar su postura y los mecanismos de su cuerpo para disminuir el dolor de espalda de la escoliosis
- Las mejores posiciones para dormir, estar de pie y sentado con escoliosis
- Aprenderá de otros pacientes con escoliosis a través de historias motivadoras y estudios de caso

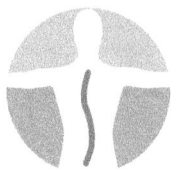

El DVD de Ejercicios para la prevención y la corrección de la escoliosis es una cuidadosa selección de ejercicios que puede realizar para revertir la escoliosis en la comodidad de su propio hogar.

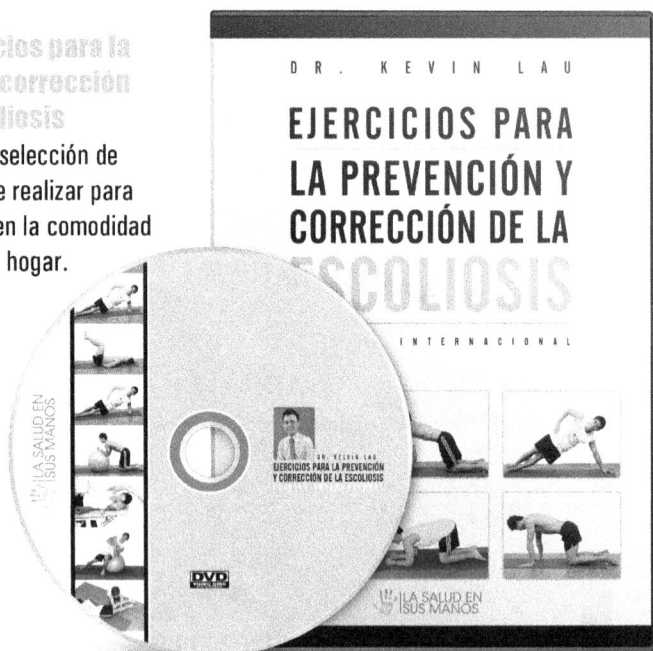

D R .   K E V I N   L A U

EJERCICIOS PARA LA PREVENCIÓN Y CORRECCIÓN DE LA ESCOLIOSIS

I N T E R N A C I O N A L

DVD

LA SALUD EN SUS MANOS

Repartido en tres secciones fáciles de seguir, el DVD le llevará a través de los varios pasos para empezar a reconstruir y equilibrar su columna. Las secciones completas lo cubren todo, desde estiramientos para equilibrar el cuerpo hasta el fortalecimiento del centro y una serie de ejercicios distintos para alinear el cuerpo, que han sido cuidadosamente diseñados y seleccionados por el Dr. Kevin Lau.

Para todos aquellos que sufren escoliosis, las principales ventajas del DVD son:

- Proporciona una concisa expansión de 60 minutos del libro del Dr. Lau con el mismo nombre, Su plan para la prevención y el tratamiento natural de La escoliosis.
- La sección del DVD para Equilibrar el Cuerpo explica en detalle las técnicas de estiramiento correctas para que aquellos que padecen escoliosis liberen su tensión.
- La sección para Construir Su Centro se centra en reforzar los músculos que dan estabilidad a su columna. Los Ejercicios para Alinear el Cuerpo mejorarán la alineación general de su columna.
- Todos los ejercicios que aparecen en el DVD se encuentran disponibles para la rehabilitación pre y post-operativa para el tratamiento de la escoliosis.
- Es seguro incluso para aquellos individuos que experimentan dolor.
- Todos los ejercicios cubiertos en el DVD de Salud En Sus Manos pueden ser practicados en casa, sin requerir ningún material especial.

Libro de cocina

LA SALUD EN SUS MANOS

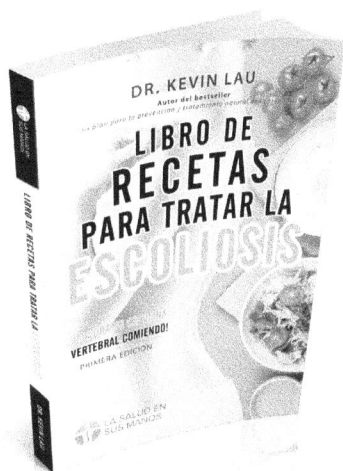

¡Mejora tu columna vertebral comiendo!

La lucha contra la escoliosis requiere un gran esfuerzo, una vez recuperes la alineación básica y natural de tu cuerpo, prevendrás la inevitable degeneración que trae consigo el paso de los años.

El "Libro de recetas para tratar la escoliosis" es lo nunca visto en libros de cocina. ¡Gracias a él cambiarás tu dieta con más de 100 deliciosas recetas que te ayudarán a fortalecer tu columna y a tratar tu escoliosis! En este libro encontrarás los mayores y más antiguos secretos de la mejor alimentación nutricional para la salud de tu columna vertebral en una sencilla guía. Solo tienes que seguir las instrucciones paso a paso para comer de forma adecuada atendiendo a tu metabolismo y a tu genética. Cuando lo hagas, todo lo que necesitarás será preparar las recetas que mejor se adapten a ti y escoger los ingredientes según tu tipología metabólica.

Gracias a las deliciosas recetas de este libro, además de comer bien conseguirás:

* Reducir el dolor provocado por la escoliosis
* Mejorar el desarrollo de tu columna
* Fortalecer tus músculos
* Relajar la musculatura
* Fortalecer tu sistema inmunitario para poder dormir mejor

* Equilibrar las hormonas
* Aumentar tu nivel de energía
* Prevenir la deformación de la columna
* Conseguir tu peso ideal

LA SALUD EN SUS MANOS

Diario

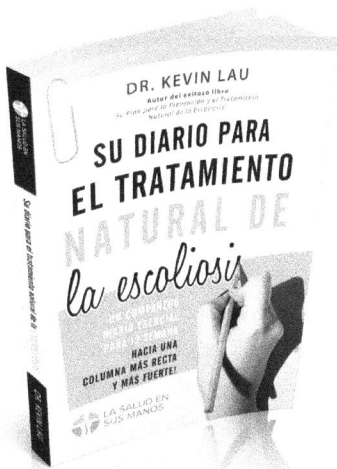

El compañero esencial para sus 12 semanas hacia una columna más recta y más fuerte!

En este recurso de acompañamiento al éxito de ventas de Amazon.com 'Su plan para la prevención y el tratamiento natural de la escoliosis', el Dr. Kevin Lau le ofrece todo los conocimientos que necesita para triunfar en su experiencia de 12 semanas hacia la salud.

Paso Uno : Identifique su propia condición espinal.

Paso Dos : Identifique sus necesidades dietéticas únicas y su tipo metabólico.

Paso Tres : Manténgase motivado con el programa de ejercicios probado del Dr. Lau, que incluye completos ejercicios y recursos de condicionamiento físico.

Paso Cuatro : Siéntase centrado e inspirado a medida que registra sus progresos día a día.

Paso Cinco : Observe y espere a medida que mejora su escoliosis, su dolor disminuye y su espalda se vuelve más fuerte.

Cirugía

DR. KEVIN LAU

GUÍA COMPLETA PARA PACIENTES SOBRE LA CIRUGÍA PARA EL TRATAMIENTO DE LA ESCOLIOSIS

Un análisis detenido y objetivo acerca de qué se puede esperar antes y durante la cirugía de escoliosis

La cirugía para la escoliosis no tiene por qué resultar ser un proceso abrumador, problemático o repleto de ansiedad. De hecho, con la información, consejos y conocimientos adecuados, podrá tomar decisiones confiadas e informadas acerca de las mejores y más apropiadas opciones de tratamiento disponibles.

El último libro del Dr. Kevin Lau le ayudará a descubrir información crucial y actualizada que le guiará a la hora de tomar una decisión informada respecto a la salud de su columna vertebral.

Con Esta Guía:

- **Aprenderá** más acerca de los detalles de la cirugía para la escoliosis – Incluyendo la comprensión de los componentes de la propia cirugía, tales como el por qué deben permanecer en su cuerpo las varillas que se insertan durante la cirugía (fusión).

- **Desenmascarará hechos aleccionadores –** Por ejemplo, aprenderá que tras la cirugía existe la posibilidad de que no retorne completamente a la normalidad, tanto en términos de apariencia como a nivel de actividad.

- **Descubrirá** los factores que determinan su pronóstico a largo plazo, incluyendo estudios detallados de casos.

- **Aprenderá** cómo evaluar adecuadamente los riesgos asociados a los muchos tipos de cirugía de escoliosis.

- **Recibirá** estupendos consejos acerca de cómo permitirse su cirugía y cómo elegir el mejor momento, lugar y cirujano para sus necesidades.

LA SALUD EN SUS MANOS

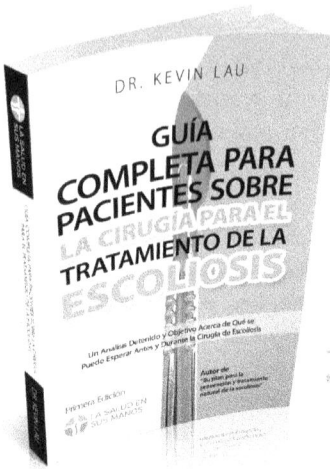

Embarazo

DR. KEVIN LAU D.C

UNA GUIA ESENCIAL PARA LA ESCOLIOSIS Y UN EMBARAZO SALUDABLE

Mes a mes, todo lo que necesita saber sobre el cuidado de su espina dorsal y su bebé.

Autor de Su plan para la prevención y tratamiento natural de la escoliosis

Foreword by Dr. Siddant Kapoor M.D.

3ª edición

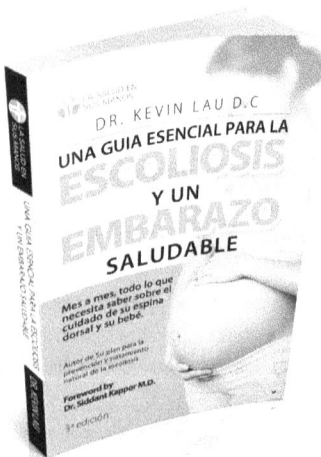

¡Una guía completa, fácil de seguir para el control de su escoliosis durante el embarazo!

"Una Guía Esencial para la Escoliosis y un Embarazo Saludable" es una guía mes a mes que cubre todo lo que necesita saber sobre el cuidado de su espina dorsal y su bebé. El libro apoya sus sentimientos y le acompaña a través del maravilloso viaje de dar a luz un bebé saludable.

Este libro proporciona respuestas y consejo experto para mujeres embarazadas que padecen de escoliosis. Está lleno de información que le permite sobrellevar el estrés emocional y físico del embarazo durante la escoliosis. Desde el momento de la concepción hasta el nacimiento y más allá, está guía le acompañará hasta que se convierta en una madre feliz y orgullosa de un bebé saludable.

Scoliotrack

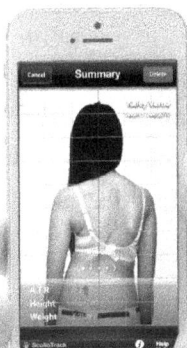

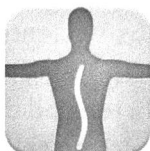

ScolioTrack es una forma segura e innovadora de mantener un control de la escoliosis de una persona mes a mes utilizando el acelerómetro del iPhone y Android tal y como un doctor haría con un escoliómetro. Un escoliómetro es un instrumento que se usa para estimar la curvatura de la columna de una persona. Puede ser empleado como una herramienta durante un cribado o durante el seguimiento de la escoliosis, una deformidad en la que la columna se curva de forma anormal.

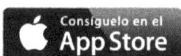

Consíguelo en el **App Store**

DISPONIBLE EN **Google** play

Características del programa:

- Puede ser usado por múltiples usuarios y guarda la información convenientemente en el iPhone, para consultas futuras
- Hace un seguimiento y guarda los datos del Ángulo de Rotación del Tronco (ATR) de una persona, una medida clave en la planificación del tratamiento de la escoliosis
- Hace un seguimiento de la altura y el peso de la persona – ideal para adolescentes con escoliosis o para adultos interesados por su salud.
- La progresión de la escoliosis se traza en curvas sobre un gráfico, haciendo que los cambios de mes a mesmensuales de la escoliosis de una persona sean fáciles de ver.

Escoliómetro

Presentamos un eficaz dispositivo de detección de la escoliosis: El Escoliómetro App

El escoliómetro es un muy efectivo y altamente innovador instrumento para profesionales de la medicina, doctores y aquellos que quieran realizar sus chequeos de escoliosis en casa. Podremos proveerle siempre de disponibles y sumamente precisos recambios por un más que asequible precio. Doctores y otros profesionales de la medicina en búsqueda de un método simple, rápido y elegante de medir la curvatura de la espina dorsal, podrán usar esta precisa aplicación.

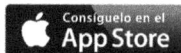

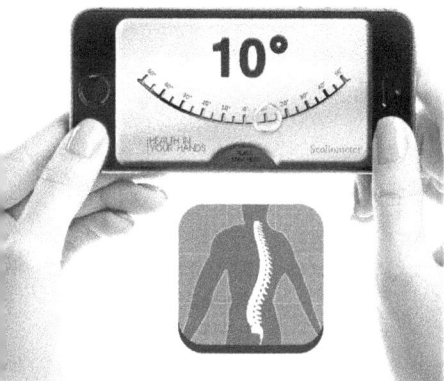

Consíguelo en el **App Store**

DISPONIBLE EN **Google** play

Mantengase conectada

Manténgase conectada con los últimos consejos de salud, noticias y actualizaciones del Dr. Lau mediante los siguientes sitios de medios sociales. Únase a la página de 'Health In Your Hands (Salud en sus manos)' en Facebook para tener la oportunidad de preguntarle al Dr. Kevin Lau sobre el libro y dudas generales en relación a la escoliosis, así como también sobre la aplicación Scolio Track para iPhone o el DVD de ejercicios:

facebook. www.facebook.com/Escoliosis

You Tube www.youtube.com/DrKevinLau

Blogger www.DrKevinLau.blogspot.com

twitter www.twitter.com/DrKevinLau

Linked in http://sg.linkedin.com/in/DrKevinLau/es

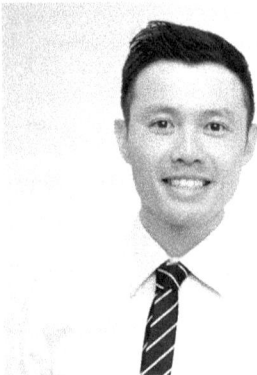
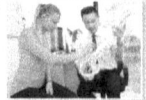
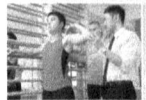
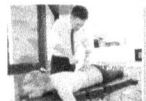

www.ingramcontent.com/pod-product-compliance
Lightning Source LLC
Chambersburg PA
CBHW061726270326
41928CB00011B/2131